PUHUA BOOKS

我
们
一
起
解
决
问
题

U0234234

治愈系心理学

这不是你的错
如何治愈童年创伤

It Wasn't Your Fault：Freeing Yourself from the
Shame Caused by Childhood Abuse with the
Power of Self-Compassion

【美】贝弗莉·恩格尔（Beverly Engel） 著

魏 宁 译

人民邮电出版社

北　京

图书在版编目（CIP）数据

这不是你的错：如何治愈童年创伤 ／（美）贝弗莉
·恩格尔（Beverly Engel）著；魏宁译. -- 北京：人
民邮电出版社，2016.10
（治愈系心理学）
ISBN 978-7-115-43544-6

Ⅰ. ①这… Ⅱ. ①贝… ②魏… Ⅲ. ①精神疗法
Ⅳ. ①R749.055

中国版本图书馆CIP数据核字(2016)第215317号

内容提要

遭受过童年创伤的人，在成年后会面临诸多问题的困扰，如过度的自我批评、忽视自己的需求、赌博、酗酒、吸毒、性行为不检点、人际关系混乱、做出危及自己及他人生命的行为等。其实，这都是羞耻感在作祟。

羞耻感是个体在遭到虐待后产生的一种自然反应，并且是各种虐待的核心，它深深贯穿于受害者的观念和行为中。《这不是你的错》深入探究了因童年创伤引发的羞耻感的具体表现形式及其对受害者造成的影响，在理论和实践的支持下，一直致力于治疗童年创伤受害者的贝弗莉·恩格尔创设了悲悯自愈项目。此项目结合了有关自我悲悯、慈悲心和羞耻感的开创性研究，其特定的流程和专门的训练可以让童年创伤的受害者减轻或消除自身的羞耻感，不再沉沦于过往。

这是一本操作性很强的自愈手册，如果你正遭受因童年创伤引发的羞耻感的折磨，本书将带你踏上逐步克服羞耻感的旅程，教你用一双不同的眼睛看世界———一双不被"我低人一等、残缺不全、毫无价值、不值得被爱"等观念蒙蔽的眼睛。

◆　　著　【美】贝弗莉·恩格尔（Beverly Engel）
　　　　译　魏　宁
　　责任编辑　姜　珊
　　执行编辑　黄海娜
　　责任印制　焦志炜

◆　人民邮电出版社出版发行　　北京市丰台区成寿寺路 11 号
　　邮编　100164　电子邮件　315@ptpress.com.cn
　　网址　http://www.ptpress.com.cn
　　固安县铭成印刷有限公司印刷

◆　开本：700×1000　1/16
　　印张：14.5　　　　　　　　2016 年 10 月第 1 版
　　字数：130 千字　　　　　　2025 年 2 月河北第 42 次印刷
　　　　　著作权合同登记号　图字：01-2015-3547 号

定　价：45.00 元
读者服务热线：（010）81055656　印装质量热线：（010）81055316
反盗版热线：（010）81055315

谨以此书献给我所有以前和现在的来访者，
是你们激励着我、启发着我、治愈着我，
你们的力量、勇气和决心着实令人敬畏！

推荐序

无羞耻感是羞耻时代的反讽

在所有的精神病症状中，最容易引起病人极度恐惧的一种症状是被洞悉感：觉得自己所有的想法都暴露无遗，全部被人看穿了，因此病人感到大难临头、惶惶不可终日！

但如今，大家已经习惯在微信朋友圈里晒自拍、晒亲密、晒富足，好像每一个人都要争先恐后地"裸奔"。

大家不仅没有了以前那种害怕被人发觉、察觉、看透的恐惧，反而有了一种兴奋和自得的心情。

张艺谋导演在为《山楂树之恋》招女一号时设定的标准就是清纯。他大约面试了上千人，试图找到那种略带青涩感的女孩。也许从这种女孩子身上，能让人找回笨笨的和纯纯的之间的差别，比如林黛玉冰雪聪明，但还是很清纯；王昭君回眸百媚，但还是令人肃然起敬。

中国式的清纯除了青春，还有端庄、自持、典雅、神秘和距离感，它们构成了界限的内容。这样的女孩有一个称呼，叫"大家闺秀"。

互联网缩短了人们之间的距离，甚至把"烽火连三月，家书抵万金"的遥远距离缩减到以毫秒计的视频聊天。

距离一旦被打破，朦胧感、神秘感、期待、想象以及思维中的乐趣——酝酿、回味、重构等全部被秒杀，这导致复杂性以及需要在酝酿中逐渐产生的情感（如害羞、腼腆、幽默、悲伤等）失去了空间，如同酿酒不再有时间的维度，只是通过添加化学试剂和兑水在短期内成形，结果只能造就快餐式的情感——肤浅、廉价和易损。

这本书主要讲羞耻感。我们平时所讲的内疚感，一般由具体的事情引起，是指做错事后感到需要补偿的心理；与内疚感相比，羞耻感主要指向内心，是一种低自尊、高自卑的不适感觉。

我们身处一个具有高度羞耻感的文化中，"仁、义、礼、智、信"，"礼"被放在了很重要的位置。人们常说"不要脸""没脸见祖宗"等话，强调的是"脸"和"祖宗"，前者与自我意象有关，后者与自我意象模板有关，一句话，我们是谁？我们从哪里来？因此，触及羞耻感就好像打耳光、掘祖坟一样，让我们恨不能找一个地缝钻进去！

严重的羞耻感不仅来自文化的禁忌，还来自儿童时期实际经历过的创伤——性和躯体虐待。随便举几个例子，请诸君思量一下是否对自己的孩子做过：

抽打孩子，造成其身体的伤痕和淤青；
把孩子压在地下，不让其站起来；
在屋里猛推孩子，致使其撞到了墙或家具。

如果做过，这就是很严重的儿童虐待行为。相信这类行为只发生在非常糟糕的家庭中。不过，以下隐蔽的虐待则常见于很多家庭中，它们更易引发羞耻感：

不赞成、蔑视或贬低孩子；
用居高临下的眼神、评语以及行为对待孩子；
漠视孩子，故意忍着不关注、不爱护孩子，用沉默来对待孩子；
动不动就威胁要抛弃孩子；
让孩子觉得自己碍事，不是父母想要的孩子。

隐蔽的性虐待也较常见，如成人或年龄较大的儿童在孩子面前脱光衣服，或者故意在孩子面前光着身子走来走去；母亲带男童进女澡堂，或者给十来岁的男孩洗澡擦身子等，都属于这一类。

　　很奇怪的是，我们既用羞耻感来规范人们的行为，又在孩子面前表现得毫无羞耻感。现在，我们置身于一个低羞耻乃至无羞耻感的互联网世界，可以预计，躯体虐待、性创伤的发生率只会有增无减。

　　希望读了这本书后，我们能够识别羞耻感。它曾令我们无比自卑和焦虑，可是现在，它几乎就要绝种了。也许，无羞耻感不仅仅是羞耻的反讽，也是羞耻的新的形式。

施琪嘉

2016 年 1 月于湖南

目 录

　　羞耻感是人在遭到虐待后产生的一种自然反应。作为人类，我们希望一切尽在掌控中，并且自认有能力自保，而当做不到的时候，我们就会感觉无助无力，这种无力感进而会引发屈辱感和羞耻感。

第2章　羞耻感为何如此折磨人

童年虐待引发的羞耻感不仅有多种源头，并且具有多个层面。因此，羞耻感并不是一种单一的情感体验，而是由多种情感和经历交织而成，由此便能理解羞耻感为何难以摆脱。

第3章　慈悲心如何治愈羞耻感

悲悯是触碰和感受他人的痛苦，而自我悲悯则是触碰和感受自己的痛苦。换句话说，你要像对待遭受痛苦折磨的所爱的人那样，认识、接纳和支持自己。

第二部分　悲悯自愈项目

第4章　自我悲悯的障碍

在成长过程中，童年虐待的受害者大多没有得到过他人的悲悯，而羞耻感更是让他们自我感觉糟糕，自认不值得怜悯。本章详述了童年虐待的受害者在进行自我悲悯时会遇到的障碍。

第5章　接受他人的悲悯

很多遭受过童年虐待的人拒绝接受他人的悲悯，因为他们认为自己不需要或不应该得到悲悯，或者认为悲悯毫无用处。本章重点讨论了那些阻碍你接受他人悲悯的常见障碍及克服的方法。

第6章　允许自己感受伤痛

有时候，我们知道自己遭受过某些形式的虐待，但却本能地排斥这种认知，这导致我们将自己与内心的真实感受隔离开来。而自我悲悯的一个重要层面就是允许我们自由地体验、处理和接受自己的情绪和伤痛。

第三部分　自我悲悯的五个练习

第7章　自我理解

自我理解位居悲悯自愈项目五大要素之首，是打开自我悲悯大门的钥匙。一旦我们开始理解自己，理解自己做出一些消极行为的动机和原因，就能更轻松地进行自我悲悯。

第8章　自我宽恕

自我宽恕能舒缓身体、意识和心灵，让人远离羞耻感带来的痛苦，促进整个治疗过程。首先，要原谅自己曾被虐待；其次，要原谅自己曾对他人造成过伤害；最后，要原谅曾对自己造成过伤害。而本章将指导你完成这三个任务。

第9章　自我接纳

遭受过童年虐待的人往往对自己极为苛刻严厉，力求事事完美并对自己抱有不合理的期望。改变自己有很多种方法，但至关重要的是接纳当前自身的缺陷、弱点和缺点。本章将用自我接纳练习帮助你改变充满羞耻感的人生。

第10章　自我关爱

自我关爱是自我悲悯的核心。由于长期处在被漠视、被虐待的环境中，儿童虐待的受害者很难相信自己值得被关爱，更别说关爱自己了，本章将帮助你找到适合你的关爱自己的方式。

第11章　自我鼓励

自我鼓励是自我悲悯项目中最后且最关键的一步，能够增强自我悲悯其他要素的效果。本章的内容就是鼓励你以自我悲悯为动力实现自己的目标与梦想。

我为什么要写这本书

> 我的一生充满羞耻。我甚至都猜不出正常人的生活应该是什么样的。
>
> ——太宰治

如果你曾是儿童虐待或漠视的受害者，你肯定知道什么是羞耻。你可能一生都会活在羞耻的阴影下。你之所以感到羞耻，可能是因为将受虐归咎于自己（"如果我听爸爸的话，他就不会打我了"），也可能是由于对这样的经历感到丢脸（"我连自己都保护不了，真是窝囊"）。遭受过性虐待的人，其羞耻感最为强烈；而遭受过身体、言语或情感虐待的人通常也会责怪自己。如果你遭受了儿童性虐待，不管听过多少次"这不是你的错"，你仍会以某种方式责怪自己，怪自己唯命是从，怪自己羞于启齿而纵容虐待得以继续，怪自己的行为或衣着"引诱"了施虐者，或者怪自己竟会有身体上的快感。

如果遭受了身体、言语或情感虐待，你可能会怪自己"不听话"，惹怒了父母或其他照顾你的人，所以他们才对你大吼大叫、拳脚相加。在遭到忽视或虐待时，孩子通常会怪罪自己，并进行自我反省："妈妈之所以这么对我，是因为我不乖。"或者："他们不好好照顾我，是因为我不值得被爱。"即便长大成人，你可能仍会延续这种"合理化"的思维方式，继续忍受他人的恶劣对待，因为你相信这是自己一手造成的。与之相反，当好事降临时，你反倒感觉浑身不舒服，不相信命运的眷顾。

你可能会因为虐待事件被曝光而感到羞耻难耐。如果将受虐之事告诉他人，你可能会为由于自己的抗议所导致的父母离婚、猥亵者入狱、家人打官司等一系列后果而自责不已。

你可能还会为因遭受虐待而产生的不当行为感到羞耻。儿童虐待的受害者通常会对自己青少年时的行为感到莫大的羞愧。比如，由于无法发泄对施虐者的愤怒，他们便将愤怒发泄到比自己年幼或弱小的人身上，如弟弟和妹妹。他们可能会成为校园恶霸、问题少年，对权威人物粗暴无理，染上偷窃、吸毒等恶习，甚至做出一些反社会行为。而那些儿童性虐待的受害者则可能引诱比自己更小的儿童过早地尝试性行为，从而延续这一施虐与受虐的恶性循环。

你也可能会为在成年后对自己和他人造成的伤害感到羞耻，例如，滥用酒精或药物、性行为不检点或做出违法行为。在成年后，遭受过虐待的孩子可能会赶走试图善待他们的人；在情感或肢体上虐待他们的伴侣；或者继续这种被虐待的模式，让自己的孩子全程目睹虐待的发生，甚至对自己施虐。虐童案的受害者可能会重复虐待循环，在情感、身体或性方面虐待自己的孩子，或者因为自己照顾不好孩子而弃之不顾。

《这不是你的错》一书将深入探究羞耻感的具体表现形式，让你更加了解自己和自己的行为。在深入了解自己之后，你才能原谅自己，最终摆脱困扰你的羞耻感。事实上，对大多数受害者而言，羞耻感可能是虐待或忽视所带来的最恶劣的影响，没有之一。受害者极有可能在余生继续受诸多问题的困扰，除非他们能克服这种摧毁人心的羞耻感。

羞耻感如何影响虐待行为的受害者

如果你是儿童虐待或漠视的受害者，羞耻感的确会影响你生活的方方面面——从自信心、自尊心、身体意象，到理解并共情他人的能力、经营亲密关系的能力、做好父母的能力，再到工作能力、学习新事物的能力以及关心自己的能力。无数的个人问题都可归咎于羞耻感，这其中包括：

○ 自我评判和自我责备；

○ 自我漠视；

○ 自毁行为（如使用食物、酒精、毒品或香烟虐待自己的身体；自残；易出事故等）；

○ 自我破坏行为（如与自己爱的人挑起争吵或打架等）；

○ 完美主义（怕别人发现自己的失误）；

○ 认为自己不值得拥有美好的事物；

○ 相信别人真正了解自己后会不喜欢或讨厌自己；

○ 讨好他人；

○ 对他人非常挑剔（试图摆脱羞耻感）；

○ 暴怒（时常与他人发生肢体冲突或路怒）；

○ 反社会行为（违法乱纪）；

○ 通过受虐或施虐行为重复虐待循环。

儿童虐待的受害者通常会被自身的经历所改变。这不仅是因为他们遭受了创伤，还与他们自觉丢失纯真、尊严并背负着沉重的羞耻感有关。儿童情感虐待、身体虐待和性虐待造成的羞耻感足以压垮受害者，甚至会决定受害者的性格，并阻碍他们充分发挥自己的潜能。他们的心智会一直停留在受害时的水平，而他们在余生也会不断地重复虐待行为。

羞耻感是各种虐待的核心，它深深地贯穿于施虐者和受害者的行为中。

羞耻感以多种方式驱使着虐待循环。

- 羞耻感使曾经的受害者不相信自己值得被关爱、善待和尊重，从而导致他们一直停留在虐待性的关系中。
- 羞耻感会使曾经的受害者认为自己活该被轻视和蔑视。
- 羞耻感会让人羞辱、贬低自己的伴侣或孩子。
- 施虐者通常靠施虐来摆脱自己的羞耻感。
- 羞耻感会导致人情绪失控，激起愤怒并引发虐待行为。

童年时期受虐带来的羞耻感几乎总是以以下一种或多种方式体现出来。

- 羞耻感会导致受害者用以下方式虐待自己：充满批评的自我对话、滥用酒精或药物、不良的饮食模式，以及其他自虐行为。据报道，在因滥用药物而接受治疗的人中，有三分之二的人曾在童年时期遭受虐待或漠视。
- 羞耻感会导致受害者做出只有受害者才会做出的类似行为，即期待并接受常人无法接受的虐待行为。在受虐妇女收容所中，有90%的女性说她们在童年时期遭受过虐待或漠视。
- 羞耻感会使受害者产生施虐倾向。在童年时期遭受过虐待或漠视的人中，大约有30%会虐待自己的孩子。

直面羞耻感给生活带来的各种问题，的确令人望而却步。那么，该如何克服因遭受儿童虐待产生的羞耻感呢？对此你可能束手无策。告诉你一个好消息：你并非孤军奋战，千千万万个受害者都面临着同样的问题。再告诉你一个更好的消息：我们有办法帮你克服这种羞耻感。《这不是你的错》将会带你踏上逐步克服羞耻感的旅程，教你用一双不同的眼睛看世界——一双不被"我低人一等、残缺不全、毫无价值、不值得被爱"的观念所蒙蔽的眼睛。

慈悲心和自我悲悯的治愈力量

多年以前，我就意识到了自己在工作中经历的挫败感愈演愈烈的原因。作为一名专业的心理治疗师，35 年来，我一直在治疗曾遭受儿童虐待的受害者。我深知童年遭遇所导致的羞耻感正是他们的心结所在，并一直在努力研究如何帮助他们克服这种羞耻感，但仍未找到有效的方法。束手无策的并非我一人，很多致力于帮助儿童虐待受害者的心理治疗师和辩护律师早就明白，在虐待所带来的各种影响中，羞耻感最为顽固，很多来访者往往难以面对自己的羞耻感。我也曾亲身经历过，所以明白挥之不去的羞耻感带来的痛苦。即便接受了多年的治疗，我也没能完全摆脱童年受虐所产生的羞耻感，至今仍在与其奋力抗争。

我明白羞耻感是童年创伤最严重的后遗症，因此下定决心要找到帮助儿童虐待受害者治愈羞耻感的方法。经过五年多的调查研究，我发现慈悲心正是治疗羞耻感的良方。羞耻感就像毒药，唯有找到解药才能药到病除、治病救人。而慈悲心正是这样一剂良药，可以中和羞耻感带来的孤独、屈辱与无力。

在应用到治疗后，我发现慈悲心确实拥有强大的治愈力量。我十分了解爱丽丝·米勒（Alice Miller）的工作。在她看来，儿童虐待受害者最需要的是"有慈悲心的目击者"来证实他们的遭遇，帮助他们走出伤害。我曾亲身经历，当我担任来访者的"有慈悲心的目击者"时，会产生多么强大的治愈效果；同时，一位有慈悲心的治疗师对我个人的蜕变又具有多么重大的意义。

近年来，很多研究开始专攻"慈悲心"这一课题，且研究成果丰富。其中的一个启示是，他人的关爱、支持、鼓励和慈悲对我们大脑和身体的发育以及总体幸福感的形成有着深远的影响。关爱和仁慈——尤其是童年时期的——甚至会影响我们某些基因的表达方式。

但在深入研究后我发现，即便我充分了解了慈悲心的治愈力量，还是在治疗过程中忽视了自我悲悯（self-compassion）的重要性。将悲悯拓展到接纳自己的不完美、失败和各种苦难，这对我的来访者，尤其是儿童虐待的受害者而言尤为重要。2003 年，克里斯汀·聂夫（Kristin Neff）发表的两篇文章率先定义并测量了自我悲悯（又译自我同情）。在克里斯汀之前，该领域鲜有人问津，而如今研究自我悲悯的期刊文章和学术论文已有 200 余篇。

这些研究文献一致表明，个体的自我悲悯水平越高，患精神疾病的概率就越小。最近的一项元分析显示，在 20 项研究成果中，自我悲悯对治疗抑郁、焦虑以及减缓压力都有积极的影响。

自我悲悯还可以缓和人们对消极事件，尤其是创伤事件的态度，从而提高抗压力。吉尔伯特（Gilbert）和普罗科特（Procter）的研究指出，自我悲悯可以解除威胁系统，提升情绪韧性。研究还发现，受虐者的自我悲悯水平越高，就越能应对那些令人心烦意乱的事情。

有证据表明，自我悲悯可以用来治疗 PTSD（创伤后应激障碍）患者。曾有一项研究以经历过事故或致命疾病后出现 PTSD 症状的大学生为研究对象。该研究发现，自我悲悯水平高的人比缺乏自我悲悯的人的症状更轻。特别要指出的是，自我悲悯水平高的人会更少出现情感回避行为，他们能更自如地面对与其所经历的创伤有关的想法、情绪和感觉。

最后，自我悲悯不但是治疗童年创伤的关键因素，而且还被证实是一种可以减轻羞耻感的未知动力。这也证实了我多年来从事童年受虐治疗所获得的经验：经历过创伤的人的内心有很深的羞耻感和内疚感。人们已经意识到，正是羞耻感引发了多种心理疾病和攻击行为；并且，焦虑感、羞耻感和内疚感的减轻，以及对难过、愤怒和亲密感等情绪的更为强烈的表达愿望，都与自我悲悯水平的提高息息相关。

临床医生保罗·吉尔伯特为——《慈悲心》（*The Compassionate Mind*）一书的作者——经常运用自我悲悯帮助那些受严重羞耻感和自我评判困扰的患者。他还开展了慈悲心训练（Compassionate Ming Training，CMT），一种专注于羞耻感、内疚感和自我责备的团体疗法。有研究指出，CMT能有效降低抑郁情绪、自我攻击行为、自卑感和羞耻感。

另外，有一项研究表明，自我悲悯可以使个体减少对自己的过度批评，而这正是深陷强烈羞耻感的重要特征。自我悲悯可以加速人体释放后叶催产素（oxytocin），此类荷尔蒙可以提升信任感、镇定度、安全感、慷慨度和联结感。而自我评判对人体的作用则正好与此相反。杏仁核是大脑最原始的器官，可快速探测到来自外部环境的威胁，从而引发战斗或逃跑反应。杏仁核会发送信号，使血压升高、肾上腺素和皮质醇分泌增多，并调用所需的力气和能量来应对或躲避威胁。虽然该系统是为抵御外界对身体的攻击进化而成的，但是，在遭到来自自身或他人的情感攻击时，该系统也会被立即激活。长此以往，皮质醇水平的升高会耗尽与体验愉悦的能力有关的神经递质，从而导致抑郁症的产生。

同时，神经学研究表明，自我关爱（self-kindness，自我悲悯的主要组成部分）和自我评判在脑功能的运作上有很大的不同。近来，有一项研究利用fMRI（核磁共振）技术考察了人们是如何应对个人失败的。被试在接受大脑扫描的同时会看到一些假想情形，例如，连续三次收到求职被拒的信件，之后根据要求想象自己以一种宽容平和或自我评判的态度去应对。自我评判与大脑外侧前额叶和背侧前扣带回皮层的活动有关，这些脑区通常负责处理错误和解决问题；而负责产生积极情绪和慈悲心的左颞极与脑岛区域的激活，则使人的内心获得宽慰。如克里斯汀·聂夫所说："我们不应从自身出发找问题……自我关爱会让我们认可自己值得受到尊重和关怀。"

近来，我较为关注有关慈悲心的神经生物学研究，因为它们与羞耻感密不可分。据此我们了解到，自觉不值得被爱其实是有神经生物学基础的，而我们的神经回路中也潜藏了不少引起羞耻感的蛛丝马迹。而最关键的是，由于大脑能够产生新的神经元和突触连接，有关自我悲悯的新体验可有效修复（或取代）过去的羞耻记忆。

基于这些研究，我决定不仅要以慈悲心抚慰来访者内心的痛苦，更要教会他们如何不断地练习自我悲悯，从而减轻过往带来的羞耻感。

以自我悲悯作为治疗手段，相对来说是一个较新的概念。多年来，治疗师们致力于引导他们的来访者学会如何善待"自己内心的小孩"，并且治疗效果也不错。但如果想更进一步，就要教会来访者如何进行自我悲悯，这样才能帮助他们在更深层次上与儿时的遭遇进行沟通。以旁观者的视角重温童年噩梦或回顾那段不堪回首的岁月，不是为了让来访者再次亲身经历那些痛苦，而是让他们成为自己过往的见证者，对曾经的自己满怀悲悯。这种疗法不仅能够尽量避免让个体再次遭受记忆伤害，而且能够使其成为自己儿时渴望已久的那个富有爱心的守护者。这种方式能让来访者心头的伤疤逐渐愈合，并学会更加仁爱、宽容地对待当下的自己。

悲悯自愈项目

综合对慈悲心和自我悲悯的研究，以及多年来治疗儿童虐待受害者的经验，我创设了一个专门的项目——悲悯自愈项目（Compassion Cure program），以帮助心灵受创的人摆脱羞耻感带来的折磨。悲悯自愈项目结合了有关自我悲悯、慈悲心和羞耻感的开创性科学研究，以及在恢复性司法实践中所涉及的真实案例（案例中的人名均为化名）。其特定的流程和专门的训练可以让来访者减轻或消除自身的羞耻感，不再沉沦于过往。

通过练习自我悲悯，来访者可以摆脱一些源于羞耻感的不合理观念，比如"我一无是处，坏得无可救药，根本不值得被爱"。面对这些根深蒂固的错误想法，来访者常常进行自我催眠，他们不愿直面回应，或者反应过激以致对自己日益苛刻。然而，这些应对策略往往耗心费力、徒劳无功。相反，积极地面对、认识、接纳和理解，才是克服羞耻感的有力之道。

要学会诉说，而不是否定羞耻感及其引发的负面情绪。尝试去接受，不要为有羞耻感而羞耻。与其不断寻求外部的认可，不如学会从内心珍视自己。而悲悯自愈项目通过对自我悲悯进行训练，可以帮助来访者完成这些任务。

我的故事：被伤害、漠视和羞耻侵吞的快乐

帮助来访者摆脱羞耻感折磨的决心，促成了我创设悲悯自愈项目，但我对羞耻感以及如何消除羞耻感的研究兴趣则源于自身的经历。在童年时期，我长期受到漠视，身心饱受折磨和遭到性虐待，摆脱由此产生的羞耻感一度成为我无法攻克的难题。可以说，羞耻感塑造了儿时的我，也决定了长大成人后的我将何去何从。对自我的评价，对自己身体的认知，对性的态度，为人处世之道，交友与爱情观，甚至连职业选择，无一不受到羞耻感的影响。

因此，无论你们曾遭受过何种虐待，我都能与你们感同身受。或许我们的故事不尽相同，但必定有相似之处。我们是一群独特的人，都在儿时经历过漠视或虐待，我们可以互相支持、互相鼓励。我想借此书与你们沟通、交流一下我的切身体会和工作心得，分享我从深陷到摆脱羞耻感的心路历程。

回顾往事，我已找不到任何一个不受羞耻感折磨的瞬间，但我确定这样一个时刻确实存在过。在六个月大的照片里，我面带笑容，双眸熠熠生辉，即便是"喜悦"一词都难以表达我的神采飞扬。

但在 4 岁时的照片里，我却是眉头紧锁、暗含愠怒、双眼无神，唯有空洞和苍白，就像我见过的罪犯的眼神一样，充满了仇恨和挑衅。

在这三年半的时间里发生了什么？是什么带走了我眼神中的光芒和我的笑容？是什么带来了黑暗、空洞和仇恨？答案正是羞耻感。羞耻感夺走了我生活中的纯真与欢乐，为我筑起了自锁的高墙，并且插满了忤逆的尖刺。

我反抗的对象是我的母亲，而她也生活在羞耻感中。我的意外降生时刻提醒着她的屈辱，因而不可避免地她将怨怒发泄在我身上。

除了母亲对我的漠视和身心虐待外，我在9岁时遭到性侵，12岁时被强暴。在遭受性虐待之前，我已经发现自己的心理非常扭曲。我觉得自己是母亲的负担，只会让她失望。在受到性虐待后，这种自惭形秽的想法更是演变成了强烈的自我厌恶。

遭到性虐待像钉子一样将我永远钉在了耻辱柱上，赤裸裸向世人昭示我已堕落至如此邪恶、肮脏和不可为伍的地步。我觉得天崩地裂，活得毫无价值。如果有人对我表示善意，我反而异常惊讶。由于自认不配得到他人的善意，所以我要么恶语中伤对方，要么将其行为视作性挑逗。

与其他童年遭受虐待的受害者一样，这些童年经历让我的内心滋生出了一种深深的羞耻感。这种羞耻感塑造了我的性格，充斥着我生活的方方面面。因为饱受羞耻感的折磨，我几乎一生都在和自己的体重作斗争，也曾因酗酒成瘾差点搭上性命。因为饱受羞耻感的折磨，我在性行为方面很不检点，不采取任何保护措施，将自己置于危险之地。因为饱受羞耻感的折磨，我沉迷于虐待，既施虐，也受虐。

我渐渐明白，自己的使命就是要探寻一条帮助自己和来访者走出羞耻感阴影的出路。羞耻感毁了我的生活，让我的生活毫无生气。在消除内心羞耻感的征途上，我见过很多秀丽的风光，遇到过不少优秀的人才，这让我最终成为了治疗师和作家。在此期间，我还结识了两位极富有慈悲心的治疗师，了解了恢复性司法所提倡的非暴力沟通，以及与佛教、正念有关的思想。在探索慈悲心的道路上，我接触到了爱丽丝·米勒、圣雄甘地、马丁·路德·金和尼尔森·曼德拉的学说。

羞耻感把我从活泼开朗、天真无邪的婴儿变成了戒心重重又闷闷不乐的4岁儿童。但在寻求治疗方法的过程中，我重拾快乐、敞开心扉。今天的我终于回到了出生时的模样——开朗、可爱、快乐、富有爱心。我们生来如此。

我的一生几乎都活在羞耻感中，即使是现在仍没有彻底摆脱心魔，但慈悲心和自我悲悯已消弥了我大部分的羞耻感。我花了一生的时间才不过如此！但是你们无需像我一样。我经年累月地工作，努力寻找为童年受虐者消除羞耻感的方法。功夫不负苦心人，我终于找到了这样一种方法，在此我愿倾囊相授，与大家共享。

本书的第一部分将详细探讨童年受虐与羞耻感的关系，尤其是受害者因羞耻感产生的并深陷其中的消极想法、痛苦感受和不良行为模式。该部分也会引入自我悲悯的概念以及具体做法。本书的第二部分会集中处理一些阻碍受害者认识及实践自我悲悯的常见问题，并详细介绍各个步骤，包括如何调整思维模式和行为方式，从而形成并加强对自我的悲悯。本书的第三部分将描述悲悯自愈项目，并逐步介绍如何完成此项目。

悲悯自愈项目包含五个部分：（1）自我理解，（2）自我宽恕，（3）自我接纳，（4）自我关爱，（5）自我鼓励；将分别在第7章至第11章中详述。请严格按照书中的步骤顺序进行，整个项目将耗时数周甚至数月。我建议你坚持练习，并且每一项练习都大有裨益。根据之前读者的反馈，投入充分的时间来完成这些练习将会使你收获更多。你既可以读完整本书后再进行练习，也可每读完一章就进行实践和体悟，只要你喜欢。

羞耻感可能会引发自毁行为，比如产生自杀念头、变得冲动易怒，也有可能自残。在阅读本书时，如果出现上述类似行为，请及时寻求专业人士的帮助。

第一部分
羞耻感与慈悲心

第 1 章

童年受虐经历如何以及为何引发羞耻感

羞耻感是别人口中关于你的谎言。

——阿娜伊斯·宁（Anaïs Nin）

如果你在童年时期被虐待过，那么这段经历很可能对你的余生都有负面影响。你可能过度追求完美，自我评判，自我漠视，自我毁灭（如自残、自杀），对某种东西上瘾（如酒精、毒品、购物、赌博、偷窃、性交或工作）。你可能饮食失调，人际关系失衡，前程受阻，甚至沉迷于虐待伴侣或受其欺凌。或许你也会寻求解决之道，比如，参加一个互助小组或寻求个人咨询。这些或多或少会对你有些帮助，但唯有童年受虐带来的羞耻感迟迟无法得到缓解，无论多少人对你伸出了援手，都无济于事。难以抑制的羞耻感，成为受害者跨不过去的一道坎。

作为一名治疗师，我已经和童年时期遭受过虐待的成年受害者打了 35 年的交道。我发现，大部分来访者都遭受着羞耻感的折磨：羞耻感的负面影响充斥着他们的生活，影响他们对自我的感知、与他人的相处、与伴侣之间的关系、承担业务风险和取得成功的能力以及身心的健康。虽然每个人都会感到羞耻，许多人也苦于面对，但与一般人相比，儿时的受虐者在成年后常常更感到羞耻，并且在羞耻感的应对和处理上也面临着更为广泛且深刻的问题。

这是因为，羞耻感是人在遭到虐待后产生的一种自然反应。虐待本身就是羞辱他人，蔑视人性。受虐者感到被侵犯、被玷污，为自己的无能为力、任人摆布感到羞耻不已。对遭受过儿童性虐待的受害者来说，这些感觉会深深地烙在内心。当然，所有形式的虐待都会让受害者产生这些感觉。比如，身体虐待不仅仅是对身体的伤害，更是对受害者尊严的践踏。法律规定：没有人有权力伤害我们的身体。而情感虐待则无异于"灵魂的谋杀"。不断的批评、辱骂、轻视，不合理的期望以及其他的情感虐待，会像身体伤害和性伤害一样给人带来创伤和羞耻感。包括我在内的一些专家认为，情感虐待造成的负面影响，远比其他形式虐待的影响更为持久、深远。受到漠视也会让孩子感到羞耻，产生类似"连妈妈都不爱我、不在乎我，那我一定坏得一无是处"的想法。一旦被家长漠视或抛弃，除此想法之外，孩子还能作何解释呢？

作为人类，我们希望一切尽在掌控中，而儿童虐待受害者之所以感到屈辱、羞耻，是因为这一信念在受到任何一种伤害后都会土崩瓦解。我们自认有能力自保，而当做不到的时候，我们就会感觉无助无力。这种无力感进而会导致屈辱感和羞耻感的产生。

当家长虐待孩子、侵犯其身体、践踏其尊严时，孩子会感到前所未有的羞耻。身体受到虐待会让孩子归罪于自己，认为自己"不好"，所以"不值得被爱"。孩子都渴望父母的疼爱和接纳。正因为父母之爱远胜其他，所以孩子会为父母的行为，哪怕是虐待行为开脱。因此，遭受过父母虐待的孩子通常都会落入自怨自艾的陷阱，进而反思"如果我乖乖听话，就不会惹妈妈动怒""爸爸对我失望透顶，怪不得一直打我"。

羞耻感：致命的人类情感

最致命的人类情感是什么？通常的回答是愤怒或恐惧。但事实上，羞耻感才是最为致命的。羞耻感是残忍暴力行为以及破坏性关系的源头，也是很多成瘾行为问题的核心。在所有情感中，唯有羞耻感会破坏我们对自我的评价，认为自己肮脏丑陋、低人一等、毫无价值、不值得被爱。如果一个人长时间受羞耻感的折磨，他会厌恶自己，从而不惜自虐甚至自杀。

羞耻感会渗透到你生活的方方面面，控制你的身体和大脑，潜伏隐藏，难以辨别。当你感到羞耻时，就好比有人用针猛扎你的心脏，取走所有氧气，让你无法呼吸，只觉得灰心丧气、浑身虚脱。

有人说羞耻让人欲火焚心，有人说羞耻让人面红耳赤、四肢无力，还有人说羞耻让人恶心作呕、暴跳如雷。大多数人在面对羞耻时，都难以启齿或头脑空白，只想逃离。

羞耻是暗藏心底的一种被洞穿感和无价值感。感到羞耻后的第一反应往往是逃避。我们的身体会率先作出反应：低头、弯腰、身体内曲，以便让他人看不见自己。除此之外，还会伴随着诸如"我输得彻头彻尾"或"我蠢得无可救药"的消极思维。深感羞耻的人都会抱有一种渗透性的潜在观念，认为自己天生就有缺陷，本不该被人接受。在他们眼里，自己毫无价值、不值得被爱、惹人厌弃。

羞耻感也会让人觉得孤立无援。历史上，有很多文化都会驱逐违反社会准则的人。而羞耻感也能将人放逐，让人觉得自己不配与他人为伍。

羞耻感也会让我们失去自我。我们戴上精心伪装的面具以作护盾，为了掩饰自我和美化旁人眼中的自己，假装成亲和讨喜、自信满满的样子。格森·考夫曼（Gershen Kaufman）在其经典著作《羞耻感：关爱的力量》（*Shame：The Power of Caring*）中一针见血地指出："羞耻感是屈辱、失败、罪过、自卑和异化的产物。"

羞耻感与罪恶感的区别

对于羞耻感和罪恶感之间的区别（或者是否有区别），众说纷纭，即便是专业治疗师之间也存在分歧。对此我并不打算深入探讨，只表明对摆脱羞耻感最为有用的观点。

羞耻和罪恶带给人的感觉很相似，都会让人自我感觉不好。但罪恶感源于违背了核心价值观或重要行为准则而产生的失望，羞耻感虽然也会带来失望，却不涉及对价值观的侵犯。格森·考夫曼解释道："羞耻感与罪恶感的区别在于，前者源于无能为力，后者来自道德败坏。"

有人对羞耻感与罪恶感的区别解释如下：感到罪恶，通常是因为对自己的所为或所不为心怀愧疚；而感到羞耻，通常是因为对自己的不满。换言之，有罪之人害怕受惩罚，羞耻之人害怕被抛弃。因此，感到罪恶，就要学着允许自己犯错；而感到羞耻，就要学会坦然做自己。

罪恶感与羞耻感的另一个区别在于，羞耻感源于暴露了自己的脆弱无助，而罪恶感则跟暴露与否无关，它来自未能达到自己内心标准的挫败感。当他人发现或知道自己的无助时，我们觉得自己好像赤身裸体，无比羞耻。但如果将责任归咎于自己，我们便觉得能掩饰自己的仓皇无措。这也是为什么遭受过虐待的受害者常常选择责怪自己。与由羞耻感带来的脆弱无助相比，罪恶感反倒让人轻松。

还有一个区别在于，有罪恶感不会让人感觉不好，反倒常常被视作一个好迹象，尤其是在别人如何看待自己的时候。如果你对自己所做的事情有罪恶感，他人就更有可能原谅你。但是羞耻却让人讳莫如深，我们甚至会为怀有羞耻感而感到羞耻，因为羞耻感和自卑感之间具有微妙而紧密的联系。我们认为，应该隐藏羞耻感，尤其是在重视成就和成功的文化背景下。

"受害者"还是"幸存者"

除了罪恶感与羞耻感的区别外，另一个争议在于：在描述儿童时期受过虐待的成年人时，是使用"受害者"还是使用"幸存者"一词？你可能已经注意到，迄今为止我一直在使用"（曾经的）受害者"一词。在后续章节，我仍会使用该词（直到本书末尾会改用"幸存者"）。比起"受害者"，用"幸存者"一词来描述受虐的挣扎经历会更有感染力，因为它隐喻着受虐一方的脆弱无助和身心受创。诚然，"幸存者"一词会给人传递更多的正能量，但多年来，很多来访者告诉我，"幸存者"对他们而言恰恰是一种冒犯，尤其是在受虐待没过多久或从虐待中逐渐开始恢复的时候。

他们告诉我想要自己决定称呼，或许唯有复原到一定程度后，他们才不会排斥"幸存者"一词。遭受过虐待的受害者排斥被人称作"幸存者"，还因为这会让他们觉得自己所受的伤害被轻轻带过，或许是由于"幸存者"一词让旁人觉得如释重负，而"受害者"却时刻提醒着伤害的存在。

我重视这一反馈，所以在大部分情况下使用"受害者"或者"曾经的受害者"来描述儿时受过虐待以及处在康复中的成人。并不是我不想使用更为正性的"幸存者"一词，也不是我不相信你能成功地逾越那段可怕的经历，而是我不想通过回避使用"受害者"一词来弱化你曾经遭受过的虐待。事实上，作为遭受过虐待的儿童，你曾经是受害者，这点毫无争议。儿时的你无法保护自己，也不能改变环境。成年后，你很可能仍是一名受害者，因为受虐的往事会使你饱受羞耻感的折磨。

我无意以"受害者"一词冒犯任何人。如果你觉得自己是幸存者，那么请自动替换本书所使用的"受害者"一词，我尊重你的选择。但是，如果你强烈反对"受害者"一词，那么我想知道原因是什么。你是否想否认受过伤害的过往？如果是，那么你是否仍引咎自责？或者你是否厌恶他人的盛气凌人，而将自己置于受害者的地位？思考这些问题或许可以让你免受痛苦、恐惧和愤怒的困扰，也对消除羞耻感大有助益。

在本书中，你会读到我亲身接触的一些案例（姓名和细节已做修改），从而理解书中所说的原则和做法是如何帮助受害者摆脱羞耻感的。

艾米莉的故事：情感虐待和身体虐待引发的羞耻感

艾米莉感到自尊受创，所以前来向我咨询。她说："我感觉糟透了，我容忍我的丈夫、同事和朋友轻视我，却无法站出来捍卫自己。现在，甚至连我的孩子也轻视我，这让我难以忍受，明知道不该纵容他们，可我却无能为力。他们已经被宠坏了，没人能够受得了他们。"

当我问艾米莉为什么自我感觉不好时，她却无法言明说清。"我不喜欢自己，对自己的长相不满意。体重也是个问题。我跟我的母亲长得很像，这让我很不满。"

很多像艾米莉一样来咨询的人，都抱有非常低的自我评价，并认为这是他们苛责自己或难以与旁人——尤其是刻薄者和施虐者——据理力争的原因。然而，艾米莉虽饱受自卑之苦，但这既不是导致问题的原因，也不是她的主要问题，而是折磨人的羞耻感让她事事悲观，不敢奋起抗争。

专注于提升自信心往往治标不治本，特别是对一个心灵受过重创的人而言。艾米莉的母亲相当挑剔、刻薄且过于严厉，她要求艾米莉在校时功课全优，回家后还要将房间打扫得一尘不染。只要稍有不满，她就要求艾米莉从头再做。她还经常挑剔艾米莉的长相，冲她大吼，让她站直。艾米莉多吃一点便会招来一顿大骂："吃吃吃，总有一天你会吃成猪。"

听完她的故事后，再回想她自我感觉不好、自认形象不佳，以及任由他人甚至孩子对自己颐指气使，我便一点都不感到惊讶了。母亲对待她的方式，实在让她羞愧难当。

有趣的是，艾米莉并没有将母亲的所作所为视为虐待。她甚至还为母亲的行为找各种借口：母亲出身贫寒，所以事事要求严厉；对她的学习要求严格，也是母亲望女成凤，能让她以后找到一份体面的工作；包括让她重复劳作，也是为了培养她精益求精的职业道德。

在几次咨询之后，艾米莉向我吐露了有一次被母亲拳脚相向的经历，而这是她唯一一次试图在母亲打她时进行反抗。"当时我 12 岁，周围的孩子都自信而有主见，所以我想试着对母亲说'不'。当时母亲觉得餐具擦得不够亮，无法照清自己，就要我重新擦，我拒绝了并对她说：'妈妈，我已经尽力了。这一次就算了，行吗？我还有很多作业要做。'"

后来的事，一点一滴都深刻在艾米莉的心中。"母亲气得脸通红，从椅子上跳起来向我走来并一巴掌将我扇倒在地。我躺在地上，简直不敢相信。她仍不罢休，冲我的肚子又踢又打，疼得我想吐。她大骂道：'你还敢顶嘴，不知道感恩的东西。让我教教你怎么说话。'"

"她拽起我的胳膊，将我拖到后门，一脚把我踢出家门，冲我扯破嗓子吼道：'晚上你就睡在后院，好好想想我拼命挣钱让你有屋可睡是多辛苦！'那时正是冬天，我整晚都缩在后院的睡椅上，冻得浑身发抖。"

艾米莉讲述这些不是为了埋怨母亲，也不思考她为什么做不到据理力争，只是为了让我知道她小时候是多么冥顽不灵。她将母亲的施虐归罪于自己。

如果你曾在儿时遭到虐待，你的一生或许将活在羞耻之中，甚至像艾米莉一样，对此全然不知。以下调查问卷会让你确定自己是否正遭受羞耻感的折磨。

问卷：你是否为儿时受虐而遭受羞耻感的折磨

1. 你是否因儿时受虐而责怪自己？

2. 你是否觉得，如果自己不无理取闹，父母（或其他成年人以及年龄较大的孩子）就不会虐待你？

3. 你是否觉得自己是一个很难相处、固执、自私的孩子，所以活该受到虐待？

4. 你是否觉得你让父母或其他人很难爱你？

5. 你是否觉得你让父母或家人失望了？

6. 你是否感觉自己基本上不被人喜爱？

7. 你在内心是否经常评判自己所做的每件事？

8. 你是一个完美主义者吗？

9. 你是否觉得自己不该开心、不值得被爱或注定失败？

10. 你是否难以相信有人会爱你？

11. 你是否刻意推开对你好的人？

12. 你是否担心别人真正了解你后会不喜欢你或不接受你？你是否感觉自己是一个骗子？

13. 你是否觉得喜欢你的人都有问题？

14. 在生活中，你是否觉得自己很失败？

15. 你是否憎恨自己？

16. 你是否觉得自己的外表或内心很丑陋？

17. 你是否讨厌自己的身体？

18. 你是否觉得只有言听计从才能被人爱？

19. 你是一个试图讨好别人的人吗？

20. 当和他人交谈时，你是否字斟句酌、小心翼翼，害怕冒犯或伤害他人？

21. 你是否觉得自己唯一能提供的就是性？

22. 你是否酗酒、吸毒或沉迷于购物、赌博、偷窃、情色等？

23. 你是否觉得自己不愿意承认错误与过失？

24. 你是否觉得自己待人处事不好？

25. 你是否担心自己的能力？

26. 你是否担心自己在言语、情感、肢体或性行为上有虐待他人的倾向？

27. 你是否曾在一段或数段关系中遭受言语、情感、身体或性方面的虐待？

28. 你是否曾觉得自己遭受虐待是理所应当的？

29. 如果感情破裂，你是否总是责怪自己？

30. 你是否觉得不值得去尝试，因为自己肯定会失败？

31. 你是否会自毁幸福感、社会关系或成就？

32. 你是否有自我破坏倾向（自残、鲁莽驾驶、试图自杀等）？

33. 你是否觉得自卑或不如别人？

34. 你是否经常捏造成就或过往，以求给别人留下好印象？

35. 你是否忽视自己的身体、健康或情感需求（饮食紊乱、缺乏睡眠、不去看医生等）？

本问卷不对答案进行评分，但如果回答多为"是"，则可以肯定你正遭受羞耻感的折磨。哪怕只有少数问题回答"是"，依然表明你的内心存在羞耻感。

羞耻感为何难以摆脱

想帮助儿童虐待的受害者走出阴影，治疗过程必然涉及处理和消除羞耻感。但说来容易，做起来难。受害者虽然知道这不是自己的过错，但仍会责怪自己。就算不断告诉儿童性虐待受害者不要责怪自己，他们还是会在无意识中觉得是自己的错。对很多受害者来说，责怪自己比面对事实（自己所爱的父母、祖父母、兄弟姐妹、叔叔阿姨居然性侵自己）要容易得多。还有一些受害者认为，因为被抚摸、被关注的感觉很好，或者自己经常回到施虐者的家中，所以这一定意味着自己很喜欢那种感觉。因此，在他们看来，自己并不是受害者，而是自愿的参与者。

遭受过身体虐待的受害者通常觉得自己让父母或其他权威人物失望，因此应该受到惩罚甚至毒打。我的很多来访者都遭受过很严重的身体虐待，当我把发生在他们身上的事情描述为"虐待"时，他们却提出异议。我听过各种各样的理由，比如，"我就是一个魔鬼，母亲只有用细绳抽打我时，才能让我听话"，或者"我每次被打都是罪有应得，父亲只是想教我如何做一个男人"。

羞耻感不仅来源于受虐者的自我归咎，对任何形式的虐待受害者而言，这种暴力本身都会滋生出羞耻。这种伴随着无力感以及屈辱感的羞耻源自对长者爱护自己的深切渴望与现实中被拒绝、抛弃之间的强烈落差。面对被至爱抛弃却无能为力的事实是如此的痛苦可怕，所以许多人选择拒绝面对。

父母通常都觉得羞耻感会让孩子听话，因此将羞辱当成了管教手段，如驯马般摧毁孩子的意志。孩子长大后，会因为父母的残忍而憎恨或害怕他们，或两者兼有之。总之，因虐待产生的羞耻感会将孩子击垮，他们还会将这种羞耻感逐渐融入到自己的性格中，可谓终身受累。憎恶父母的孩子会性格偏执，无法爱他人。他们的内心充满羞耻感，无法再承受更多，只能通过确认"我永远都是对的"来保护自己。这样的人通常控制欲过剩，羞耻感很强，甚至会有虐待行为。

而如果走到另一个极端，也就是那些意志被瓦解的听话的孩子，他们的表现则是优柔寡断、沉默寡言，不敢走出去抓住机会。他们可能会依赖虐待他们的父母或他人，会因为害怕遭受进一步的羞辱而选择顺从，从不质疑权威。与父母或搭档意见相左时，他们没有勇气大声说出来，甚至容忍别人肆意妄为。因此，羞辱孩子不仅摧毁孩子的意志和精神，同时也严重破坏孩子的情感表达。

如果孩子饱受羞辱或有很多令人羞耻的经历，就会变得"受羞耻感约束"（shame-bound）或"基于羞耻感"（shame-based）。他们已经将羞耻感内化，并且成为其性格形成中的决定性因素。受羞耻感约束的人通常经历过严重的体罚、情感虐待、漠视和抛弃，这些都会让孩子觉得自己一无是处、难以容身。这些欺凌性的举动同时还暗示着：这个孩子没用，所以大人可以想怎么对他就怎么对他。很多基于羞耻感的人也会因为自己的行为感到羞辱（在别人面前被惩罚或毒打，被别人说"你有毛病"或"如果你的老师知道了你是怎样的人，她会怎么想"）。

受羞耻感约束的人一般不会只短暂经历一种类型的虐待。相反，他们要么持续承受着由羞耻感带来的精神创伤（比如贯穿整个童年时期的性虐待），要么从年幼时就被父母过分羞辱。例如，长者会通过恶语相向来贬低他们："你真是累赘""我真希望你没出生"或者"你以后不会有什么出息"。有时，这些话尽管尚未说出口，但父母的行为和态度却已经表露无遗。我母亲从没有对我说过"你对我来说是个负担"或"你真让我失望"，但她的行为和态度却说明了一切。这种持续性的羞辱会让孩子变得极其自卑，他们觉得自己很没用，从而厌恶自己。他们觉得自己低人一等、"很坏"，不被接受，与其他人格格不入。这一点与其他任何受到过虐待或羞辱的人一样，只不过他们在程度上更甚。

内化的羞耻感

内化的羞耻感被个体认为是内在的自我感受——感觉自我有缺陷，永远都不够好。内化的羞耻感奠定了个体对自我的认知，决定了有关自我的一切感受，成为个体自我认同的主旋律。

内化还意味着自己就能够激发并经历羞耻感，所以无需再经历其他外部事件（比如再次受虐待）。事实上，无需任何人际交往就能引发羞耻感。脑海中浮现的自我评判、失败感以及被排斥和被羞辱的回忆，就足以让羞耻的感受和记忆不断涌现出来。

将羞耻感内化的人会受到羞耻感的约束。他们长时间处于自我评判和自我责怪的状态中，或者对外界的评判异常敏感。他们对自己期望过高，对自己的表现和成就从不满意；难以接受别人的恭维，更不用说爱意和赞赏了。

一些受羞耻感约束的人会变得沮丧、消极，羞耻感已经摧毁了这些人。而有些人则试图用愤怒来抵御内心的羞耻感。尽管一般人在被羞辱和贬低时也会感到愤怒，但受羞耻感约束的人会在认为自己受到评判或攻击时表现得极其敏感、戒备心重、易怒易躁。正因为他们苛责自己，因而认为身边的人对自己也充满了批评；正因为他们看不起自己，因此推测旁人都不屑与自己为伍。对受羞耻感约束的人而言，一句玩笑话或善意的批评都会让他们愤怒不已。被他人羞辱后，他们可能会花几个小时来研究如何进行报复，反过来羞辱对方。

基于羞耻感的人往往会在别人攻击自己之前，假借愤怒威吓对方，其潜台词为："离我远点儿，你绝不想领教我的手段。"这种做法很有效，会把别人驱离，甚至在一开始就不敢靠近。

那些试图免受羞耻感折磨的人会筑起一堵墙，把别人的批评都挡在外面。他们会在别人试图批评自己之前先数落对方，或者对自己的缺点缄默不语，抑或把批评的矛头转向他人，指责其对自己的批评夸大其词或是恶意诽谤，他们还会把自己的羞耻感投射到对方身上。

与羞耻感朝夕相伴的感觉就如同身上压着一块巨石。与羞耻感抗争并不能让它消失，只会像未处理的伤口一样持续恶化，无法愈合。那么，如何消除这种源于儿时虐待产生的羞耻感呢？要正视而非逃避。尽管走出否认及直面事实会带来许多痛苦，但它远不及身陷羞耻、自罪自责造成的伤害大。

为什么只有摆脱羞耻感才能走出童年虐待的阴影

经历过创伤，尤其是在童年遭受过虐待，羞耻感会如影随形，但又难以琢磨。这种羞耻感被称为"创伤性羞耻感"（trauma-bound shame），对治疗和修复具有抑制作用，使得受害者心灵上的伤口难以愈合，不能原谅纵容受虐的自己，或者对自己在其中承担的责任耿耿于怀。

羞耻感根植于创伤经历，使得治疗和修复过程在各个层面都变得更为复杂。从心理层面上来说，受害者因自己的软弱而责怪自己；从精神上来说，羞耻感会改变受害者与身边强权者的关系。更糟糕的是，羞耻感会让受害者害怕被曝光，从而阻止他们寻求帮助。羞耻感可以说是受害者所拥有的一系列症状的核心，所以要想治愈就必须着手处理这种情感。尽管对在童年时期遭受过虐待的人进行治疗需要多管齐下，但最重要的还是让自己免受羞耻感的折磨。只有摆脱了羞耻感，才会有更饱满的动力和精力处理其他问题。

当我的来访者成功实现正视并消除羞耻感时，他们会说：

"我感觉自己像变了一个人一样，充满了能量。我觉得轻松快乐，仿佛能够征服整个世界！"

"以前，我觉得别人总是审视我、挑剔我，现在我才意识到，那个终日对我进行审判的人正是我自己。"

"过去，我无法处理羞耻感，不明白为什么憎恨自己，生活也一团糟。现在我知道我是一个好人，我也有幸福快乐的权利。我的生活完全改变了。"

"因为内心充满羞耻，过去我总是破坏每段良好的人际关系，破坏发生在自己身上的每一件好事。现在我意识到了这一点，并且告诉自己我值得被爱，值得获得成功。虽然我没有完全被说服，但起码现在我不再排斥美好的事物。"

"以前，我常常像母亲对待我那样对待自己，忽视自身的需求。她不爱我，为此我承受了难以言说的羞耻感。但我渐渐明白，她怎么对待我与我是什么样的人没有任何关系。事实上，现在的我相信，正因为童年缺乏母爱，我更应该对自己好一点。你看，想法完全不同了！"

在摆脱羞耻感后，来访者对自己的评价大大提高了，并有更多的动力和勇气去面对各项治疗。

悲悯自愈

我称自己创立的这个项目为"悲悯自愈"，因为治疗过程中使用的首要手段就是慈悲心。正如其他毒药一样，羞耻感也有自己的特效解毒剂，那就是慈悲心。

有人说，所有的虐待都源于对自己和他人丧失慈悲心。悲悯自愈项目会指导你培养自己的慈悲心，使你不再以自责、批评的方式对待自己。如果你已经建起一堵墙以使自己免受羞耻感的进一步折磨，那么这些态度和技能能够使你坦然面对儿童时期的虐待事件，你没有必要再提防这些往事。如果你的精神世界已被虐待和羞耻感弄得支离破碎，那么悲悯自愈项目也会帮助你认识到遭受虐待并非你的错，你应该得到尊重。

无论过去你如何应对自己的虐待经历，这个项目都会培养你从内心深处悲悯自己。这个项目也会让你理解自己之前的行为，原谅自己由于被虐待而产生的不良行为，比如酗酒、吸毒、性瘾、自残、施虐、违法等。

当从羞耻感中解脱出来的时候，你会突然觉得世界是那么清晰。你不再觉得孤立无援和低人一等，你会觉得你是世界的一部分，并且与他人平等。这种感觉就好像生活的大门重新为你开启。

本书会一步一步指引你治愈自己的羞耻感。我希望在阅读此书时，你能感受到我一直在陪伴着你，支持着你。在与羞耻感抗争的路上，你不是孤身一人。

第 2 章

羞耻感为何如此折磨人

羞耻感是一种灵魂之殇。

——西尔万·汤姆金斯（Silvan Tomkins）

约翰是一位性成瘾者。不像其他男性那样在一天中偶尔会有性冲动，约翰无时无刻不在想着性，并且每天都有数次性行为。在治疗期间，他告诉我："我的妻子和孩子走了，事业也毁了，曾有的自尊更是一点不剩。""我的情况很糟糕，无论我走到哪儿，只要能缓解性欲，与什么人上床都可以，还特别喜欢玩性虐待。没得艾滋病，也没在哪个小巷子里被杀，也算是我走运了。"

珍妮丝则饱受酗酒的折磨。在来寻求我的帮助之前，四年中她去过三家戒酒所。在上一家戒酒所中，珍妮丝想起自己在童年时期遭受过性虐待，于是开始怀疑自从初尝第一杯起，她是否一直在用酒精麻痹自己。"我厌倦了这种在求治与堕落之间循环往复的生活，"她低声啜泣道，"我想解决当初受虐的问题，这样就不用再靠喝酒来麻痹自己了。"

阿曼达来找我寻求帮助，则是因为她无法维持亲密的关系。"我亲手毁掉了每一段良好的关系。不知道为什么，如果有人对我好，我很快就会疏远对方。尽管我喜欢他们，可我还是会说或做一些侮辱或伤害他们的事，他们感到难堪，就开始渐渐远离我。我不怪他们，像我这样的人是不会有人喜欢的。我身边都是一些混混，可我不想离开他们。这是怎么了，我为什么会这样？"

布伦特在我这里接受治疗已经有一段时间了。他发现自己在情感上遭受妻子的虐待后，就前来咨询。没想到的是，他的妻子读过我的《这段相爱相杀的感情》（The Emotionally Abusive Relationship）一书，而她觉得她才是被虐待的那一个。她把书给布伦特看，布伦特发现事实上自己才是受害者。"没想到，这么多年来我一直容忍我的妻子那么跟我说话，让她贬低我、羞辱我。我还一直相信她对我的评价，认为她对我的看法都是真的。现在我看待事情的方式完全不同了，我感到很惊奇。"

　　尽管上述这些人有着完全不同的问题，但驱使他们做出这些反常行为的一个重要共同点就是，他们都遭受着羞耻感的折磨。他们的内心充满着羞耻感，以致做出自暴自弃、自我破坏的行为。他们在儿童时期都遭受过不同程度的虐待，这是他们之间的另一个共同之处。但正是由于对虐待经历感到羞耻才让他们行为失常。

　　约翰5岁的时候，被他的祖父性虐待，这种状况一直持续到他10岁。受虐待和周围环境的影响，他每天都活在羞愧中。"我每天从醒来就开始讨厌自己，我讨厌我的身体，讨厌我的老二，讨厌和我有关的一切。对于我爱的人，我只会给他们带来痛苦和困扰。首先是我的祖母，当她发现祖父对我所做的事情后，她感到恶心。把祖父扫地出门后，她从不正眼瞧我，打心眼里看不起我。家人都很喜欢我的祖父，可是此后即便逢年过节，祖父也不能回家，所以他们全都怪我。他们如果想见祖父的话，必须出去，当然也会避开我。"

　　我告诉约翰，受到性虐待不是他的错，祖父母离婚以及祖父被扫地出门也与他无关。但这于事无补。他的"好"祖父，他曾经敬爱的祖父只能孤身一人过节，在小公寓里慢慢孤独地死去。虽然这一切并非约翰的错，但他却觉得遭到性虐待这件事，以及之后家人的冷言冷语全是自己一手造成的。我的话并不能让约翰认识到他是一个无辜的受害者。由于大家不得不疏远受人欢迎的祖父，而约翰小时候也曾引诱自己的表亲和几个邻居家的孩子偷尝禁果，以此将自己所遭受的虐待转嫁到别人身上，因此家人都无声地指责他。由性虐待经历产生的羞耻感让约翰难以承受，而整天生活在羞耻感之中，又加重了他的病情。

珍妮丝也曾遭受过性虐待，但她没有像约翰那样陷入对他人的虐待行为之中，而是试图通过酒精麻痹自己来远离这段记忆。"酗酒是唯一让我不再想起过去的方法。我清醒的时候，就会不断地回想起那些恐怖的片段，我承受不了。"

准确来说，珍妮丝所遭受的是性折磨而非性虐待。她的父亲是一个性虐狂，每次性侵她的时候，都会狠狠地羞辱她一番——辱骂她，在她身上小便。由于珍妮丝在受害过程中难以自控，并且还要向家里的其他人隐瞒自己受害的事实，这些都加重了珍妮丝的羞耻感。

阿曼达推开别人的方式让我想起了自己的经历，所以在听到她的故事的时候，我立马就产生了共鸣。和我之前的遭遇一样，阿曼达觉得自己不配拥有美好的事物，所以推开所有靠近自己的人。阿曼达的母亲故意在情感上虐待她，好像有意要摧毁她的自信心。

从小时候起，阿曼达的母亲就取笑她，取笑她的长相和说话方式，尤其是她的上进心。当阿曼达祈求母亲让她去舞蹈学校的时候，母亲说："你别浪费时间了，我可不想花冤枉钱。你这么肥，又蠢又笨，怎么可能去跳舞？"而且只要有人夸赞阿曼达，母亲就会立即否认说："噢，别被她骗了，她只是装得乖巧可爱。她就是一个恶魔。"这些话让阿曼达异常尴尬且内心受伤，进而对自己产生怀疑，她会想"或许母亲是对的，自己真的是一个很坏的人。"

布伦特有一个施虐的妻子。小时候，布伦特的父母就在言语和身体上虐待他，而妻子的行为加重了他原本就有的羞耻感。事实上，正是因为儿时遭受过虐待和羞辱，所以布伦特才娶了他的妻子，一个像他的父母那样难以取悦又控制欲强的女人。有着健全童年的人在见到这样的女人时都唯恐避之不及，但布伦特却恰恰相反，他不但已经习惯了被人这样对待，而且在潜意识里还渴望重温童年的创伤，希望这次能扭转乾坤。这是一种很常见的心理，弗洛伊德称之为"强迫性重复"（repetition compulsion）。可问题在于这种重复并没有消除创伤，只会加重伤害。布伦特内心充满着童年遭遇带来的羞耻感，以致妻子每次指责他不够好或不够努力时，他父母的话语都会在耳边回响。不管多么努力，布伦特都无法取悦他的父母和妻子。到我这里接受治疗时，布伦特已是一副行尸走肉的样子，他垂头丧气，觉得自己一败涂地，甚至不想做任何改变来结束这段扭曲的关系。

上述四个案例讲述了羞耻感如何摧毁受害者的生活，这样的案例比比皆是，在此不再一一赘述。本章将继续指出羞耻感在受害者的生活中呈现的不同方式，并对羞耻感本身进行更深层次的探索。

羞耻感的各个层面

因被侵犯带来的羞辱以及失控感，使受伤害这件事本身就是一段让人觉得羞耻的经历。而权威人物假借"管教"或"惩罚"之名，对孩子进行身体或情感上的虐待，这会让孩子觉得自己让大人失望了，因而觉得更加羞耻。

"投射"也可能是儿童虐待涉及羞耻感的一个层面。很多施虐者会在暴行中把自己的羞耻感投射到受害者身上。事实上，这种投射虽然是无意识的，却往往是施虐者的动机所在。上述珍妮丝和阿曼达的例子就清楚地证明了这一点。珍妮丝的父亲遭受过可怕的性虐待，便把内心的羞耻感投射给了自己的女儿。阿曼达的母亲在童年时期也总是被羞辱，就如同她对待阿曼达一样。阿曼达说她的祖母是一个严厉的监督者，很享受压制别人的过程。

受虐事实的曝光也会引发羞耻感。尤其在被曝光曾遭受过性虐待时，羞耻感最为强烈。遭受性虐待这件事本身就让人觉得很羞耻，而亲近之人的反应则决定了事件的曝光是否会在受害者心上业已沉重的羞耻感上增添最后一根稻草。在约翰的案例中，祖母的反应尤其让他感到羞愧，她的言语和态度都明显表达了对约翰的责怪。事实上，祖母认为是约翰引诱祖父猥亵自己。此外，父母和其他亲人又因为祖父被扫地出门而责怪约翰（虐待发生时，约翰和他的父母同住在祖父母家中），这无异于雪上加霜。家里人经常公开慨叹祖父独居，诉说对祖父的思念。他们的行为和态度非但没有帮到约翰，反而加重了他内心的羞耻感。

任何一个受害者都会因为倾听者的负面反馈而感到羞耻。在儿童讲述完自己的遭遇后，不被信任也会增加他们的羞耻感，尤其是在被求救者对儿童严加质问，或对其告密行为怒不可遏的情况下。我最初告诉我母亲斯蒂文猥亵我时，她根本不相信我。她打心底里就认定我撒谎成性、胡编乱造，只是想引起她的关注。这无疑进一步放大了我内心因遭受虐待产生的羞耻感。

当父母或监护人对你说："是你错怪了他（施虐者）"，你会觉得自己才是那个诬赖好人的罪人。在约翰遭受虐待的事情被曝光后（一位老师发现他很沮丧后便找他谈话），他的祖母和父母亲都站在祖父一边，对他说："你怎么能撒这种谎来污蔑一个心地善良的老头？你的祖父对你一直都很好。"

当受害者不得不向警察或其他权威人物讲述自己的遭遇时，也会受到可怕的羞耻感的折磨；如果最终以法律途径解决问题，那无疑是火上浇油。内心的羞耻感会让他们觉得自己暴露在别人轻蔑苛责的目光下。被要求反复陈述受虐遭遇的次数越多，这种暴露感就越强烈。然而，另一些受害者在大声说出自己的遭遇后会释然很多，因为隐藏真相也会增加羞耻感（在后文中我会谈到羞耻感和隐秘心理的问题）。

最后一点，受害者还会为自己应对受虐经历的方式感到羞耻。在这一方面约翰的例子就较为明显，当他的祖父虐待他时，他就开始虐待其他孩子。父亲的虐待让珍妮丝遭受羞耻感的折磨，并因此沦为酒徒。四年中去了三家戒酒所都没能成功戒酒，这也让她觉得羞耻。阿曼达内心充满羞耻感，认为自己伤害了很多人，因而推开每一个对她好的人，有时可以称得上是残忍无情。很多成年人在身体和情感上都遭受过配偶的虐待，并为这种经历感到羞耻。布伦特就是如此，与大多数受到伴侣肢体或情感虐待的成年人一样，长时间维持这种扭曲的虐待关系让他倍感羞耻。在现实生活中，很少有人理解并同情布伦特作为男人却遭到情感虐待这一事实，这种舆论压力也加重了他的羞耻感。

所以我们有必要认识到，童年受虐引起的羞耻感具有多个层面：

○ 由虐待本身以及感到自己无助无为带来的羞耻感；

○ 孩子觉得自己辜负了父母或其他权威人物而产生的羞耻感；

○ 施虐者投射而来的羞耻感；

○ 受虐经历被曝光后带来的羞耻感；

○ 为摆脱羞耻感而酗酒、自残、虐待他人或采取其他破坏性手段造成的羞耻感。

当意识到羞耻感具有多个不同层面时，便能理解羞耻感为何难以摆脱，也就能明白治疗过程需要时间、耐心和理解。

羞耻感不是一种单一的情感体验

儿时遭受虐待引发的羞耻感不仅有多种源头，事实上，它也不是一种单一的体验，而是由多种情感和经历交织而成，包括以下几部分：

被羞辱的感觉。受害者因受虐感到丢脸，而其中某些虐待带来的羞耻感更为强烈。性虐待是对身体私密部位的侵犯，这无疑是一种羞辱，而孩子也明白近亲相奸、成人与儿童发生性关系是明令禁止的（任何文化都禁止此类行为）。如果在公共场合下受到虐待，比如在他人尤其是同龄人面前被处罚或被责打，带来的羞辱感则会更加强烈。

无力感。当孩子想阻止虐待发生，却发现自己什么都做不了的时候，他就会感到无力无助。即便这段痛苦经历过去了很久，他仍然缺乏安全感。

体无完肤的暴露感。虐待和感到脆弱无助让孩子觉得自己没有隐私，坐立难安。无法阻止虐待发生，让他觉得自己的渺小无用。

有缺陷或低人一等的感觉。遭受虐待后，多数受害者都会觉得自己支离破碎、肮脏堕落。

异化和孤立的感觉。遭到虐待后，受害者会立即觉得自己与众不同，低人一等，名誉受损或受到驱逐。尽管受害者很想找人倾诉自己内心的痛苦，却受困于羞耻感中，难以动弹。

自责感。在遭到虐待或羞辱时，受害者总是责怪自己。儿时遭受过虐待的受害者更是如此。

愤怒感。被羞辱后通常会生出愤怒感。作为一种自我保护的手段，愤怒可以防止事件的进一步曝光，也可以有效疏离他人。

作为次级反应，恐惧、疼痛、悲伤和愤怒可能伴随或紧跟着羞耻感出现。例如，事件曝光会让受害者产生对进一步暴露和重新经历羞耻感的恐惧；而愤怒则可以保护自己免受更多的暴露。在遭到虐待后，除了感到羞耻外，受害者往往心灵受创，承担着很大的压力。

下面的练习可以帮助你确定羞耻是一种怎样的感觉。

练习：你所体验到的羞耻感

如果曾经历过上述所有的体验，你可能会与其中一些产生更强烈的共鸣。想一想你所遭受过的虐待的类型以及在虐待过程中出现的不同感觉，问一问自己，在遭受某种虐待时，上述所列的感觉中哪种最为突出。就我而言，每当回想起9岁时遭受过性虐待，我就会有强烈的缺陷感、孤立感、自我责怪和愤怒感。

羞耻感的影响

无论何种形式的虐待，都会让受害者感到羞耻。而有些受害者的羞耻感比其他人强烈得多，受羞耻感影响的程度也较大。以下几个因素决定了羞耻感的性质和影响程度：

○ 施虐者对受害者的重要性；

○ 是在公共场合还是私下被羞辱；

○ 被虐待和被羞辱的次数；

○ 受害者是否获得（来自于监护人、同样受虐的兄弟姐妹甚至是宠物的）情感支持；

○ 受害者自身处理被羞辱经历和羞耻感的能力。

例如，与遭受来自陌生人的虐待和羞辱相比，父母的虐待和羞辱会引起较少的羞耻感；与在私下遭到侮辱相比，在公共场合受虐会造成更深的伤害；与私下被批评相比，在同龄人面前挨骂会让孩子觉得更羞耻。

上述想法和行为大致可分为两类：重度影响和次级影响。

羞耻感的重度影响

羞耻感产生的各种重度影响，可独立存在，也可重叠交织，包括以下几种。

○ 自我憎恨与自我厌恶。憎恨自己或厌恶自己的身体，自我感觉不配得到任何美好的事情，包括爱情、关爱、成功和幸福。自我憎恨会引发自我妨碍及自我毁灭行为。

○ 自我毁灭。包括刀割、火烫等自残想法与行为，以及企图自杀。自我毁灭行为还包括涉足各类危险活动；如无安全措施的性交、鲁莽驾驶、醉酒或吸毒后驾驶、极限运动、与危险人物往来以及参与犯罪活动。

○ 自我忽视。忽视自己最基本的需求，如衣食住行、休闲娱乐、充足的睡眠和医疗需求。

○ 重现儿童时期的虐待。选择与施虐者性格如出一辙的人作为伴侣或朋友，有时甚至连样貌都极为相似。受害者还会在行为上表现得与施虐者越来越相似（模仿施虐者的言谈举止），并且虐待他人（通常是自己的伴侣和孩子）。抑或容忍他人对自己进行身心和性方面的虐待，任人利用。

○ 成瘾行为。包括酗酒、吸毒、性沉迷，以及对色情作品、购物、偷窃、赌博、恋爱等其他事物的成瘾行为。

○ 愤怒。外在表现为挖苦、仇恨和虐待他人；内在表现为沮丧、自我憎恨、自残和自我惩罚。

○ 疏远。有意或无意疏远他人，对自己的这一行为还振振有词，如"我不靠近人群，就不会再被虐待、被羞辱"。具体表现为，在与他人交往时感到异常焦虑，不愿或无法进行正常的社会交往；喜欢待在家里，不愿出门；沉默寡言，无法展开话题或回应他人。

羞耻感的次级影响

尽管羞耻感的次级影响不像重度影响那样摧毁儿童虐待受害者的日常生活，但还是会带来难以消除的痛苦，给他们的生活带来各种困扰。包括：

- 对他人的批评指责异常敏感，易感到羞耻；

- 戒备心强，在自己和他人之间筑起一堵墙，隔绝外界的批评；

- 自我评判，对自己过于严厉，无法轻易原谅自己；

- 完美主义，以此避免遭受更多的羞辱；

- 取悦他人，以此避免更多的羞辱和虐待；

- 害怕顶撞和伤害他人，所以不敢维护自己或说出心中的想法，并因此招致更多的羞辱；

- 渴望成功和权力，试图以此操控他人；

- 缺乏动力（无法完成目标和计划），感到困惑（迷失职业方向或无法与配偶共度一生）；

- 对自己和他人有着不切实际的期望。

在阅读本章时，你可能意识到自己有类似的行为和想法。以下练习可帮助你进一步认识和反思这些行为和想法。

练习：羞耻感如何折磨你

1. 回顾上述羞耻感的重度影响和次级影响，看看有几条与自己的情况相符，并做出相应标记。请注意，你可能同时承受着羞耻感的重度影响和次级影响。

2. 做评估时，请留心自身的感受。如果你已经意识到了羞耻感是如何折磨你的，那么此评估便是一个验证过程。如果你尚未意识到正是羞耻感影响了你的日常行为和想法，那么当理清背后的原因后，你会感到如释重负。当知道自己并非个例时，你会感到浑身轻松。当然，在清楚地意识到是虐待和羞耻感给你的生活带来了诸多困扰之后，你也可能会感到悲伤与愤怒。但请控制住自己，去感受这些情绪，不要被它们压垮。后文中我会提及具体的方法。

抵御羞耻感

每个人都会因被暴露或羞辱而感到羞耻。一般人对羞耻感的体验会随着时间逐渐消逝，但受虐者却会将其内化。如果想摆脱此类羞耻感，只能采取防御策略，防止被羞耻感压垮，避免更多的暴露和羞辱。当孩子深感羞耻时，可能把这种羞耻感内化，也可能外泄。但无论是哪一种，都属于潜意识行为并受到性别、性格、家庭以及文化等因素的影响。例如，在受到羞辱后，外向的孩子往往会发泄怒火，而内向的孩子则倾向于隐藏愤怒和封闭自我。

被动性策略

被动性策略，即内化羞耻感，具体表现为：

○ 自我封闭：为逃避被曝光和被排斥的痛苦，受害者会更加封闭自我；沉迷于幻想中，假装自我感觉良好，与外界隔绝，只自我肯定；

○ 逃避和孤立行为：与他人保持距离，寻找隐蔽安全的地方，不受外人打扰；回避社交场合，避免亲昵举动；

○ 伪装和取悦他人的行为：隐藏自己的真实感受，逆来顺受或优柔寡断；把他人的需求放在首位；伪装自己（假装自信从容）；

○ 完美主义：希望永不犯错，从而避免更多的羞辱；对自己过于苛刻或怀有不切实际的期望；

○ 自我责怪：将所有问题归咎于自己，认为这样就可以不被他人责怪。
内心受过创伤的人还会从自身的行为中寻找错误；

○ 盲目攀比：经常把自己与他人进行比较，觉得自己低人一等。

攻击性策略

攻击性策略，即外泄羞耻感，具体表现为：

○ 愤怒（直接表现）：以逞凶斗恶为防御策略；感觉到一丁点被冒犯便
暴跳如雷；挖苦、仇恨他人；

○ 鄙视他人：批判、苛责、轻视他人；故作清高，以免被他人轻视；

○ 渴望权力和掌控感：试图以权力和掌控来弥补内心的羞耻感；认为
自己越强大越坚强，就可避免更多的羞辱；

○ 转移羞耻感：以羞辱别人来减轻自己的羞耻感；

○ 认同施虐者：通过成为施虐者的复制品为其辩护，以抑制自己无法
面对的无助感（常见于男性受害者）。把施虐者对自己所做的事情施
加到他人身上，以此减轻羞耻，释放怒气。

上述这些策略都只能暂时缓解因自认低人一等、残缺污秽、毫无价值
且不惹人爱产生的无尽痛苦，因它们并未涉及羞耻感的根源。

以下练习可以帮你确定在应对羞耻感时你所采用的策略。

练习：你采用了哪些防御性策略

回顾上述所列的防御性策略，看看哪些符合自己。儿时，你是如何应
对虐待和羞辱经历的？大多数人都同时采用了几种策略，有些策略还能统
合起来发挥一定的作用。你可能会发现，你所采用的大多数策略都落在了
具有攻击性或消极的范畴。即使是二者兼而有之，也不足为奇。

请不要因此批评自己。记住，不管你采用何种策略、做出何种行为，都只是为了保护自己。面对可怕的羞耻感，总需要一种策略来加以对抗。

持续的过程

意识到羞耻感是如何影响你的，需要一个过程。我虽自认为是此方面的专家，但也会突然发现导致自己做出某一行为或拥有某种想法的是羞耻感，并因此感到惊讶。正如我之前所说，羞耻感有很多层面，有时我们刚以为抽丝剥茧卸下了它的一层重甲，但立刻又遇上其未被知晓的另一面。例如随着年纪的增长，我越来越喜欢独处，即便我的性格很开朗。我一直不认为这是个问题，尤其在和来访者深入接触后，我意识到我也需要时间调试自己。作为作家，我同样需要私人空间。因此，我不认为是羞耻感造成了我的离群索居。

然而最近和一位朋友一起吃饭时，我开始觉得与往常有所不同。一开时说不清到底是哪里奇怪，后来才发现，原来是我没有像往常那样紧绷身体。渐渐地，我意识到这种放松与羞耻感的减少之间肯定有某种联系。过去，在社交场合，即便有朋友相伴，我也感到压力十足。尽管我从未细想过，但内心总觉得出去社交就有可能被羞辱。

最近，我也在用自我悲悯的方法进一步消除自己内心的羞耻感。经过一段时间的治疗，我觉得疗效很明显。在摆脱了另一个层次的羞耻感之后，我不再那么害怕被暴露了，和朋友相处也更轻松自如。当然，我还需要发现并摆脱其他层面的羞耻感（或者像这个例子中那样先摆脱再发现），但只要每次都有进步，对自我的感受便会越来越好。

除了认真审视在本章练习中所做的回答之外，你可能还需要花时间发现在消除羞耻感这件事上自己取得的进步。哪些刺激因素对你已经不起作用？哪些防御不再重要？或许你会像我一样，发现自己不再有某个具体的症状。记住要认可自己的进步，承认治疗的效果，最重要的是为自己感到骄傲。请记住：不仅慈悲心是摆脱羞耻感的良药，作为羞耻感的对立面，正当的自豪感更是治愈的速效剂。你对自己和自己的进步越自豪，对自我的感觉就越好，相应地，羞耻的感受也就越少。

你必须直面羞耻对生活造成的影响这一事实，但请别因为有羞耻感而感到羞耻。当知道是羞耻感毁了你的生活后，你可能会很痛苦，但感受这种痛苦很重要。请别看轻自己。记住，每个儿时受过虐待的人的内心都充满着羞耻感，并且所有人都在某种程度上受到羞耻感的影响。羞耻感塑造了你的行为方式，这是难以改变的事实，正如你无法重写曾被虐待过的历史一样。如果你曾用过不当的手段来摆脱羞耻感，也不要因此责怪自己。在当时当下，你也是别无选择。即便行为失当，但毕竟它让你承受住了虐待与羞辱。

当你反思羞耻感的源头和自己的应对之策时，请不要将自己与其他受害者进行比较。你可能会觉得别人的消极行为没有自己的多，或者别人在抗争羞耻感的时候比自己坚强。但事实上，根本无从比较。即便比较的对象是相熟或同病相怜的人，比如兄弟姐妹，要知道，表面所见往往非真实所在。你的比较对象在表面上看起来可能应对有方，但事实上他所承受的羞耻感的折磨与你无异，甚至更多。他不过是更好地隐藏了自己的痛苦与症状而已。

第 3 章

慈悲心如何治愈羞耻感

自我悲悯即坦然面对自己的痛苦并产生共鸣，在乎并善待自己，对那些痛苦和缺陷抱有客观，理解的态度，认识到这一切都是人之常情。

——克里斯汀·聂夫

"我不想过多地谈论我的童年，这于事无补，只会让我陷入沮丧。每次想起父亲是如何对待我的，我都感到自己渺小又无能。我讨厌这种感觉。我做了很多努力，让自己不去想这些事情，直到现在我才能抬起头来做人和直视别人的双眼。小时候，我总是低着头走路，觉得自己的问题很严重，没资格跟别人在一起。但现在我很自信，也为自己骄傲。我知道我和别人一样好。"

这些话出自我的一位来访者马丁之口。马丁神情笃定，自信满满，让人不容忽视。他看起来还未到不惑之龄。

"那你为什么选择来我这里进行治疗？"我问他。

"我想大概是因为不管我怎么努力，都无法摆脱父亲给我造成的心理阴影。他总是说我让他失望，是个不孝子。我努力了一辈子，好像只是为了向他证明我并非他口中所说的那样。可悲的是，即使我得再多的奖、赚再多的钱、变得多么的事业有成和受人景仰，一想到父亲是如何对待我的，这一切对我而言都变得毫无价值。或许这听起来有些矛盾，大部分时间我都自我感觉良好，但只要想到父亲，我就像泄了气的皮球一样，无精打采。"

在第 1 章和第 2 章中，我已经提到为何受虐会使受害者感到无助无力，以及如何让受虐者备感屈辱，进而引发羞耻感。看起来好像是无助无力感导致了羞耻感，换言之，有了能力似乎就能摆脱羞耻感。像马丁一样，很多受害者都相信，如果自己变得强大，比如取得成功、掌控别人或身强体壮，就不会感到无助无力，因而便可以一扫儿时被人玩弄于股掌之间中遗留的羞耻感。

孩子在成长的某一阶段，会认为自己无所不能、刀枪不入。因此，我们会时常看到孩子穿着披风从家具顶部一跃而下；或假扮成老师，站在讲台上对着自己的学生侃侃而谈；抑或在一群人面前唱歌、变魔术、演小品，毫不怯场。但是遭受虐待后，这种所向披靡的感觉会立即消失殆尽。

很多童年虐待的受害者都试图重拾这种无往不胜的感觉，他们高筑心墙，努力找回曾经能够掌控一切的感觉。因此我们不难发现，一些在童年受过母亲情感虐待的孩子，长大后会以同样的方式虐待自己的妻子和儿女；遭父亲身体虐待的男孩，在学校会欺负其他孩子；遭到性虐待的女孩，长大后会成为脱衣女郎，通过出卖色相让男人言听计从。在这些事例中，包括马丁在内，他们的羞耻感并没有减弱，只是被自己的虚张声势和妄自尊大所掩饰了而已。

高筑心墙并不能抵挡羞耻感的侵袭。它依旧存在，只是不再外显。记忆（比如马丁父亲的形象）、言行、失败、挫折或仅仅是被拒绝，都会轻易触发他们内心的羞耻感。随后羞耻感就像洪流冲破闸门，一涌而上。

让自己变得强大并不能消除儿时遭受虐待带来的羞耻感。事实上，他们无法变得真正强大，除非用慈悲心消除内心的羞耻感。当我向马丁如此解释时，他却说："但我想忘记这段受虐经历，不想一遍遍重温噩梦。每当我想起父亲时就会一团糟，我不想花费时间和金钱去刻意记起。"

我告诉马丁我完全理解他的想法。我知道刻意回想虐待经历看起来于事无补，只会让人痛苦万分。但我向马丁再三保证，每一步我都会陪伴着他，不会留他独自一人，而且我会教他各种技巧和思考方式，让他能坦然面对虐待经历和羞耻感。同时我也提醒马丁，整个过程或许不会一帆风顺。

"是的，我只说了一半。事实上，不但被回忆困扰，而且我发现自己对待孩子的方式就像父亲对待我的方式一样。"马丁双手捂住脸，好像要逃避一切。"刚开始时，我不敢相信。我就像被父亲附身一般，说出和他一模一样的话。我儿子的数学成绩一直很差，我一直在辅导他。我以为他会有进步，但当他拿着得了 D 的成绩单回到家时，我气坏了，忍不住冲他发了脾气，还破口大骂，说了一些不该说的话。我说我对他失望透顶，骂他是个废物。我说：'辅导你就是浪费时间。你觉得我每天吃饱了没事情做，就忙着手把手教你学习吗？你就不能聪明一点？你怎么回事？是笨还是傻？你哪里像我的儿子？'"

马丁满脸哀求地看着我："你能不能帮帮我？我不能让发生在我身上的事情在我儿子身上重演。你能帮我克制自己不去伤害我儿子吗？"

"当然，我会帮你。"我语气笃定。

马丁忍不住哭了起来："好的，我会照你说的做。我会尽全力，不让自己变成我父亲那个样子。"

我敢说，读到此处，你一定感同身受，你也会不惜一切摆脱羞耻感、打破虐待的恶性循环，以免自己变得和施虐者一样，或者再继续遭受虐待。或许你像马丁一样，已经在自己身上看到了施虐者的影子；或者你已经察觉到即便已经成年，自己依旧受到同样的虐待；抑或你已经发现你正用施虐者对待你的方式对待自己，这同样是在重现虐待。第三种形式虽不如前两种受到关注，但也一样具有破坏力。比如，很多之前遭受过言语虐待的受害者，会像他们的父母虐待自己一样苛责自己。那些在孩童时期就被漠视的人不知道该如何照顾自己，甚至不认为他们值得自己的妥善照顾。他们像他们的父母那样，忽视自己，饮食紊乱，不注意卫生，不去看医生。如果你在儿时受到虐待或漠视，而且已经确定自己正在遭受羞耻感的折磨，那么你很可能正在重现虐待循环，这也说明了为什么你需要努力从自己的大脑、身心和灵魂中驱除羞耻感。我相信最好的方法就是沉浸在慈悲心之中，而这可能是唯一的解决之道。

慈悲心如何消除羞耻感

　　慈悲心能够抚慰个体内心的伤痛，抵消羞耻感持续不断的消极影响。悲悯一个内心充满羞耻感的人，可以带给他莫大的抚慰。哪怕只是一个理解的眼神、一声叹息、一次轻触，都足以让受害者知道有人对他的痛苦感同身受。

　　如果有人和我们一起承受痛苦，就能在以下五方面有助于治疗。

1. 他让我们知道他在关注着我们，并且理解我们的痛苦。人们本能地寻求关注，儿时遭受过虐待和漠视的受害者更是如此。他们通常认为自己在家里可有可无，自己的需求也经常被漠视。悲悯便意味着关注和认同他们所遭受的痛苦。

2. 他让我们知道他在倾听。人们渴望倾听者。对童年时期遭受过虐待和漠视的受害者来说，他们的需求和感受往往得不到满足。因此，遇到一个倾诉的对象将会是治疗过程中另一份宝贵的财富。

3. 他让我们认识到我们确实遭受着折磨，并且我们有权利表达我们的痛苦、悲伤、恐惧、愤怒等情感。换言之，他证实了我们的痛苦，而不是采取拒绝、弱化、忽略或否认的态度，而这些是我们从小就司空见惯、习以为常并会一如既往加以预期的。如此一来，便能使来自他人的证实显得更加出乎意料和弥足珍贵。

4. 他让我们知道他很关心我们，并且在乎我们往日的痛苦和如今的挣扎。小时候，我们缺少别人的尊重和关心，而现在若能重获这种与生俱来的权利，对治疗而言无疑将意义深远。

5. 他给我们慰藉。一个关心的眼神、一个爱的安抚、一个支持的拥抱、一句亲切的问候都是莫大的安慰。它们会激发我们的抚慰或满足系统，使我们感到安全，从而削弱负面情感的影响。

很显然，慈悲心对摆脱羞耻感而言至关重要且疗效显著。

悲悯是触碰和感受他人的痛苦，而自我悲悯则是触碰和感受自己的痛苦。具体来说，自我悲悯就是将悲悯的对象扩展到自身的缺陷、失败和遭遇等。要做到悲悯自己，我们也需要做到上述五点。换句话说，我们要像对待遭受痛苦折磨的所爱的人那样，认识、接纳和支持自己。

自我悲悯鼓励我们像对待朋友或孩子一样，友善、关爱、怜悯地对待自己。既然感受他人的痛苦对他人来说具有治疗和安抚的效果，那么感受自己的痛苦也会带来同样的效果。你会悲悯他人，便能学会如何悲悯自己。以下练习会教你具体如何操作。

练习：悲悯自己

1. 想一想你身边最具有慈悲心的人——这个人对你很友善，能够理解你、支持你。他可能是你的老师、朋友、朋友的父母或亲戚。想一下他是如何对你表达悲悯的以及你当时的感受。在思考的过程中，请注意自己的情感变化。如果在你的周围没有这样的人，可以选择一位具有慈悲心的公众人物，或者选择书籍、电影或电视中的一位虚拟人物。

2. 想象自己可以像他一样悲悯自己（或者想象一下这个人会怎样对待你）。当你感到悲伤或羞耻时，你会如何对待自己？你会说什么话安慰自己？

自我悲悯的目的在于：像你所了解的最富有慈悲心的人那样悲悯自己，用关爱、友善、支持的话语安抚自己。在接下来的章节中，我会更详尽地告诉你一些自我悲悯的技巧和策略，以帮助你减少甚至摆脱羞耻感。

练习自我悲悯的益处

通过练习自我悲悯，你将会有如下改变：

o 坦诚面对自己所遭受的痛苦，开始接受治疗；

o 接受他人对自己的悲悯；

o 重新建立和自己的联系，包括重新建立自己的感情；

o 理解自己的不良行为；

o 不再因为受害而责怪自己；

o 原谅自己在处理虐待经历时所做的不当之举；

o 学会善待自己；

o 从心里谅解而非苛责自己；

o 与他人交往，敞开心扉。

但愿我解释清楚了如何用悲悯和自我悲悯消除羞耻感。但因一章的篇幅有限，很难事事详述。随着继续阅读和不断练习，你将能感受到悲悯的强大疗效。

自我悲悯的开创性研究

尽管宗教传统历来强调悲悯对健康和人际关系的重要性，但直到最近，研究者才通过实验证明了悲悯的益处，并发现其作用范围很广泛。慈悲心可以帮助我们克服失败感，让我们勇于承担风险，敢于抵抗批评和解决冲突。悲悯可以成为自我认同的核心，帮助我们与内心善良、体贴的自我进行对话，让我们变得勇于面对生活中的悲剧。研究表明，我们对待自己的方式是关爱接纳还是敌对指责，这在很大程度上决定了我们能否克服生活中的困难，获得从内而发的幸福感。

大量研究表明，自我悲悯的益处有很多，包括显著缓解羞耻感。我在本书的引言部分已经提及了不少此类研究。在这里，我将重点阐述自我悲悯如何帮助身心受创的受害者自愈。

羞耻感不仅会导致心理问题，还会影响症状表征，使受害者无法倾诉自己的痛苦遭遇，进而产生不同形式的回避行为（比如与社会脱离、拒绝相信他人），也会在寻求帮助方面遇到问题。

随创伤而来的各种暗示可能会引发内心的恐惧感，从而使得受害者产生回避行为。自我悲悯能力较高的个体一般不会因为痛苦的经历、回忆和情绪而产生被威胁感，自然也就不会有回避行为。相反，这些人能更自然地面对和处理过往的创伤经历。换言之，自我悲悯的能力越强，面对儿童虐待所导致的创伤就越容易，因而也就越能消除羞耻感。其他研究发现则包括：

○ 自我悲悯能让人更容易接受和投入到心理治疗中的各项任务。自我悲悯能力较高的人更愿意回顾痛苦的过往和情感，抵触心理较弱。

○ 自我悲悯可让人有更强的顺应力，即能够从创伤、疾病、转变和不幸中迅速恢复。顺应力同样指承受压力和灾难的能力。

○ 而最重要的研究成果则是，在患者接受治疗时加入自我悲悯这一项目，这对创伤幸存者，尤其是那些有 PTSD 症状的个体有很多好处。自我悲悯训练能够减少创伤后的症状，比如自我评判、沮丧、思维抑制、焦虑和沉思。大多数受害者和施虐者在儿童时期都遭受过情感虐待、身体虐待或性虐待，因而也都饱受 PTSD 症状的折磨。

○ 现在很多治疗方法都重视培养患者的自我悲悯和自我安抚的能力。在治疗长期受羞耻感和自责折磨，以及无法安抚和难以接纳自己的患者的过程中，逐渐演变出了一套悲悯意识训练（Compassionate Mind Training，CMT）程序。研究结果表明，以悲悯为导向的训练能够使得患者不再过于沮丧、焦虑、自责、羞耻、自卑和顺从。

悲悯是一种验证形式

对每个人尤其是孩子来说，让他人见证自己的情感和经历是十分必要的。在应对消极过往的时候，缺少他人的验证会导致愧疚感和羞耻感，而遭到漠视或虐待的孩子往往就缺少见证者，他们遭受虐待的事实以及由此产生的感觉可能得不到他人的承认。如果想从虐待经历的阴影中走出来，消除内心的羞耻感，那么从现在起，你就要接受自我和他人的验证。

验证是指承认和接受他人的过往经历是真实存在的。当一个人验证了另一个的人经历，这就意味着"你的感受事出有因。我不仅在倾听，也理解你的感受。你的所作所为合情合理。"

但受虐儿童的过往经历往往得不到验证，有的只是被漠视、排斥和批评。没有人鼓励他们表达自己的情感，大多数人都因羞于启齿而变得沉默不语。更严重的是，他们的情感和认知往往得不到他人的信服。也就是说，在他们袒露心声后，其情感的真实性和事件的根据都可能受到攻击、无视或质疑。不管是否认、取笑、漠视或批评，结果都是不言自明的——被曲解的受害者反倒将此归结为自己的"错"。因此，受害者取得别人对自己情感和感受的验证对治疗至关重要。对他人表示悲悯可以成为一种验证形式，而自我悲悯——关爱、理解和接受自己的遭遇，即为验证自己（感受、觉知和经历）的形式。

自我悲悯会让你善待自己，理解自己，验证自己。这些都是你迫切需要的，在拥有这些之后，你便会感到自己值得被爱。事实上，正如克里斯汀·聂夫所说，当人们给予自己悲悯和支持时，他们就会相信随时会有人伸出援手，而这种强有力的想法与那些认为自己孤立无援的受虐儿童恰恰相反。

练习自我悲悯，打破虐待循环

你已经知道羞耻感是源于害怕被暴露的卑微感。而这种感受在自身弱点、缺陷和错误等最想掩盖的部分被公之于众时尤为强烈。越想隐藏，却越感觉羞耻，也就越想高筑心墙。有虐待倾向的人常常戒备心最强，他们想方设法防止别人知道自己的受害过程和内心的羞耻感。

当事情超出掌控时，陷入受害者模式的人往往会责怪自己，而走向施虐者那一端的人则截然相反。比如，当一段关系出现问题时，他们总是从别人身上找原因，认为错的总是别人，自己没有错。他们压抑自己的羞耻感，通过责怪别人来安慰自己。施虐者很少悲悯被他们虐待过的人。在他们看来，只有自己受到了伤害或轻视，于是也就有权利将怒气发泄到他人身上。

疗愈施虐者的心灵

通过练习自我悲悯，施虐者可以认识到为何自己会走向暴行。他会在自己的受虐经历和施虐倾向之间建立首要的联系，逐渐悲悯儿时受到虐待或漠视的自己，以言语和行动宽慰自己的内心。通过自我悲悯，施虐者会试着原谅自己曾经的施虐行为，逐渐变得宽容，最终学会关爱自己，不再自我憎恨。

在摆脱羞耻感后，施虐者会卸下心中的防备，释放自己，变得富有慈悲心，与他人正常交往，而这也使得他不再陷入虐待循环。此外，只要消除大部分羞耻感，施虐者就能够更加真诚地面对自己，敢于承认自己的施虐过往，并在内心涌起这股冲动时及时打住，着手改变自己。

随着源于羞耻感的防御心理逐渐减弱，一度站在施暴立场上的个体会对自己虐待过的对象产生由衷的悲悯。他们内心因施虐于他人产生的羞耻感会被对他人的悲悯所替代，直至意识到悲悯与愤怒无法共存。在意识到这一点后，他们便不会再重操旧业。

疗愈受害者的心灵

在前文中，我分享过艾米莉的故事。她因自卑而前来咨询。她一再容忍别人的欺凌，而不能维护自己的主张。在治疗的早期阶段，我认为与很多受害者一样，她之所以在常人无法接受的恶劣行径面前一味忍让、不敢自卫，是因为缺乏自我悲悯。由于缺乏自我悲悯，在犯错以及没有达到自己或他人高不可攀的期望后，这些受害者总是趋向于批评自己。他们自我埋怨，责怪自己做得不够完美。有时，他们自我感觉糟糕，觉得自己不配得到他人的善意。即使他人暴力相向，他们也只会自怨自艾，认为一切都是自己罪有应得。更重要的是，他们甚至不敢承认自己在虐待中感到痛苦。连承认的勇气都没有，治疗自然也就无从谈起。

无论你是害怕成为施虐者，还是已经成为施虐者；无论你是害怕成为受害者，还是已经陷入受害者模式，悲悯自愈项目都能够为你提供你想要的信息、支持和策略，帮助你打破虐待循环，改变生活。你不会再沉湎于过去和不断地遭受以往经历的折磨，而是摆脱过往的阴影，选择自己想要的未来。你的生活会重回正轨，那哀怨的旧调将不再重弹，你可以尽情书写自己人生的凯歌。

第二部分

悲悯自愈项目

对儿时受虐者来说，进行自我悲悯并非易事，接受别人的悲悯也是如此。其中的原因众多。首先，慈悲心鲜见于大多数受害者的成长环境中，有意识的培养则更为稀少。这种情感是如此罕见，有些人甚至从未体验过。其次，儿时受虐者不习惯自我悲悯。事实上，他们更习惯自我评判和否定，忽略自身的需求。最后，因为存在许多现实阻碍，受害者难以接受"慈悲心"这一概念。事实上，大多数受害者对自我悲悯非常抵触。我会在下文具体探讨其中的缘由。

自我悲悯需要一定的过程和练习。你既不会突然就能自我悲悯，也不能立刻拍案决定悲悯自己。从自我悲悯的角度看待自己需要长年累月、持之以恒的练习。如果你还没有准备好，那就不要强迫自己。在接下来的章节中，我会给出具体的准备方案，为练习自我悲悯做好充足的准备。我会告诉你一些符合自我悲悯的思考和行为方式，以打下坚实的基础。例如，在悲悯自己之前，你需要了解接受他人的悲悯是何种感受。

最后，我会教你静观技巧，帮助你处理在面对虐待经历和受虐对象时出现的不可避免的痛苦情感。现在，你应该已经有充足的意愿和能力开始练习自我悲悯，而具体的方法则在本书的第三部分详细讲述。

第 4 章

自我悲悯的障碍

当我们确定自己走在正确的道路上时，就没有必要将旅途计划制订得太远。我们不必提前背负多余的怀疑与恐惧，因为时不时会出现一些阻碍，影响前行的路程。毕竟一次迈不出两步。

——奥里森·马登（Orison Swett Marden）

儿时受到虐待或漠视的人对自我悲悯有所抵触，这是情理之中的事。因为在成长过程中，他们大多没有得到过他人的悲悯，而羞耻感更是让他们自我感觉糟糕，自认不值得怜悯。在本章中，我会谈到受害者在进行自我悲悯时遇到的不同障碍。如果不明白自己正在遭受何种折磨，就无法悲悯自己的遭遇，而我会帮助你清楚地认识到你是如何被虐待、被漠视，以及这些经历如何影响了你的人生。

认为自我悲悯即自我放纵

在学习和练习自我悲悯的过程中，最常见的障碍就是很多受害者把自我关爱（自我悲悯中很重要的一个层面）当作软弱或自我放纵的表现。这是我们这个时代盛行的观念，而这一观念尤其荼毒受到虐待或漠视的受害者，但他们需要的恰恰是自我悲悯。

多数儿时受虐者深信，承认自己的痛苦和遭遇就是"自怨自艾"或是"博得他人的同情"。我们的文化历来不鼓励人们承认或谈论自己的遭遇，并将这一行为视为软弱的表现。当自我感觉糟糕时，我们会觉得手足无措，好像自己做错了什么，好像自己的人品或性格有什么缺陷。我们一直被灌输要走出逆境、一路向前的观念。对无法做到这些的人，大众便失去耐心，无法忍受。

但受害者怎么可能会立即从不幸中恢复过来呢？这不合常理。走出困境需要时间，只有完全了解发生了什么，理解受害者的感受，才能进入治疗过程。但我们身边有很多人都假装灾难对自己没有产生太大的负面影响，因为在我们的文化中，不允许"受害者"的存在，"受害者"是一个难以启齿的词，受害者只会被羞辱与责怪。

企图否认或弱化自己遭遇的人，最后都会发现，伪装和所谓的"朝前看"只会引发健康问题，让人承受压力。讽刺的是，那些企图抑制和否认自己遭遇的人，渐渐地对别人的痛苦和遭遇也变得难以容忍。他们认为："如果我能够克服，那么你也可以。"

承认自己的遭遇或悲悯自己并非是找人哀诉或自怨自艾。每当我们自怨自艾时，会抱怨现状的不公和自己的无能，思考和感受总是不自觉地走向消极的方向。为糟糕的现状或受人伤害而生气，这都没有什么，有时甚至还有些许疗伤的效果；但是，当我们因为受伤害而开始感到孤立无助时，就会陷入自怜的状态中。

自我悲悯来自我们的内心深处，具有安抚和验证的作用。从我的来访者艾米的描述中，你就可以发现自怜和自我悲悯的区别：

自怜："没有人喜欢我。我没有闺蜜，也没有男朋友。我的余生注定是孤独的。"

自我悲悯："没有闺蜜确实很糟，目前在我的生活中还缺少一个合适的男朋友。考虑到我的过往经历，恐怕不会有男人真正爱我。但我这么悲观也情有可原。"

艾米发现："当我可怜自己的时候，我觉得很痛苦、觉得自己很可悲，而且非常无助，并开始陷入恶性循环。但当我开始试着自我悲悯时，在承认自己的担忧和悲伤后，我发现我感觉好多了。我用了'情有可原'这个词，这从某种角度验证了我的遭遇。"

自我悲悯可以让受害者做出一些前摄行为（Proactive Behavior，即主动性行为）。一旦你验证了自己的情感和经历，就会有动力改变现状。那些在情感或身体上正遭受虐待的人尤其如此。一旦他们承认了自己的遭遇并允许自己感受和表达自己的情绪，他们就会有更大的决心和动力脱离这段病态关系。

从出生起，大多数人都被教导要坚持到底，迎难而上。这句话没有错，坚持很重要，但是不能忽视我们在面对困难时的感受。承认困难并坦诚面对同样重要。就像从虐待中恢复过来需要长时间的努力，不急不躁且循序渐进一样，这对受害者而言更有益处。但这并不代表要否认治疗过程中的困难，事实上，承认困难会给我们带来前行的动力。

担心自己变得软弱、懒惰或自私

有人担心，如果悲悯自己，就会变得软弱，不思进取。但就像甘地、南丁格尔、曼德拉等人一样，他们富有慈悲心却并不软弱可欺或毫无建树。学习自我悲悯能让我们变得更强大、更自信。

也有人认为，如果不自我评判，人就会变得懒惰。一位来访者告诉我："我觉得对自己苛刻一点比较好。不然，我会变得懒惰、自满"。但是从长远来看，对自己苛刻并没有太多好处。没有人能一直不犯错，那些试图事事都完美的人在很多时候只会觉得自己是一个失败者。承认处境或任务的困难，鼓励自己，认可自己的进度与表现，远比责怪自己不够完美更有效果。

将自我悲悯视作自私自利也是一种极常见的想法。我们一直被灌输要"先人后己"。正因为如此，自我悲悯看似等同于自私自利，但是自我悲悯并不简单地等同于偏爱自己。

一些人在面对自己的遭遇时会感到愧疚。在与那些经历更悲惨的人相比后，他们认为自己没有权利抱怨。但事实上，肯定会有人比你的遭遇更悲惨，可这并不意味着你就不应该花时间认可自己的遭遇。与别人的遭遇进行比较可以让你有借口否认和回避自己的痛苦，但这对谁都没有好处。

我在第 1 章中简单提及了艾米莉的故事。她的母亲十分苛刻，在她唯一一次鼓足勇气反抗时，母亲对她拳脚相加，将她扫地出门。艾米莉认为，母亲的遭遇比自己的悲惨得多，所以她没有权利抱怨。而且艾米莉不允许自己去感受自己的痛苦遭遇，也不让自己去怨恨母亲。当我问她小时候有没有悲悯过自己时，她回答说："我母亲的人生更糟糕，与她相比我的算不了什么。她出生在俄罗斯，生活一直很困苦。在她 5 岁的时候，她的父亲就离开了她和她母亲，她母亲必须每天工作很长时间才能勉强度日。

"我从不要求任何东西。我有漂亮的衣服穿，有好东西吃，住的房子也很漂亮。我母亲坚持要求我把屋子打扫得干干净净，那是因为她是在比较脏的环境中长大的。她 15 岁的时候就嫁人了，因为她母亲生病了，不能继续工作，而且那个男人承诺可以照顾她和她母亲。但是到最后，那个男人却打她，让她去当妓女赚钱。她摆脱了那个男人，并且嫁给了我的父亲。我父亲是美国人，比她大 30 多岁。

"当我想起我母亲的遭遇时，我就能理解她为什么那么对我。她所说所做的，只是希望我能比她过得好。她想让我接受良好的教育，可以独立生活，不需要依赖他人，所以她要求我的功课必须是全优。"

艾米莉悲悯自己母亲的遭遇，这难能可贵。有些受害者为了避免更多的羞辱，选择高筑心墙，因此无法悲悯他人。但正是这份对母亲的惺惺相惜阻碍了艾米莉的自我悲悯，她甚至意识不到正是母亲的虐待造成了自己现在的问题。

"你还记不记得你告诉过我，有一次因为你母亲狠狠揍了你一顿，你一气之下跑出家门？你在地下室里躲了两天，连警察都在到处找你。"我问她，希望她能意识到问题的严重性。

"我记得。这件事很丢人，传遍了整个小镇。这让我母亲丢了很大的面子。我至今都不能原谅自己，我竟然那样对她。"

"那你自己呢？跑出家门一定也很难受吧。在冰冷的地下室里待着肯定很可怕吧？没有吃的，担心被母亲找到后会再遭毒打。"

"是的，我很害怕。但是，与我母亲的遭遇相比这不算什么。她不知道我会发生什么事，不知道我是死是活，这让她心急火燎。的确，她找到我之后，我的日子很不好过，但这也是我自己活该。"

很明显，艾米莉悲悯她母亲的遭遇，却无法认清自己的悲惨处境。她母亲一直责怪她把生活搞得一团糟，而她也一直将所受的虐待归咎于自己。想要让艾米莉开始悲悯自己，我们双方都需要做很多努力。

归咎自己

上文提及，怪罪自己会让受害者误以为能够阻止虐待的发生，但这一切都是假象。受害者觉得受到虐待是因为自己做了什么或没有做什么，而这样想只是为了让自己不用再面对现实——你只是一个孤立无援的受害者。

记住，羞耻感会让人一蹶不振，我们应该竭尽全力避免羞耻感。人们总想掌控一切，因为可控才有安全感，而我们的社会又一向推崇为自己的人生负责，做命运的主人。因此当出现问题时，我们会因束手无策而觉得羞愧。成为受害者让我们觉得很无助，进而感到受辱和羞耻。为了抵御这种羞耻感和无助感，我们宁可将受害归咎于自己。

可悲的是，我们当今的文化中充斥着这种自责心理，甚至有人认为，完全是自己的悲观想法或消极态度导致了坏事的发生。这种主流文化思想把受害者与社会割裂开来，让人们倾向于责怪受害者，而不是鼓励自我悲悯。

拒绝承认自己的遭遇

不承认痛苦的存在，我们就没法继续前行。否认是一种强大且有效的防御机制。在某些场合下，我们必须否认。例如，对一些被父母严重漠视或虐待的孩子而言，承认此事可能会让他们轻生。在另一些情况下，如果让孩子承认自己遭受过虐待，可能会导致其情绪失控。

否认是一把双刃剑，一方面它能让你在最艰难的时刻活下去，但另一方面，否认这一行为本身又可能伤害到你。你可以从虐待的经历中存活下来，但除非正视自己的遭遇，并且了解虐待为什么会发生，这样你才能完全康复。你要停止责怪自己，认识到自我悲悯的重要性，而且要清楚地知道，即使是你在乎的人也可能会如此惨无人道、麻木不仁地虐待你，要直面这些现实所带来的痛苦。你可能会继续用自我毁灭的行为惩罚自己或重复虐待循环，要么与虐待你的人为伍，要么虐待自己。

童年时期遭受过虐待的人善于为施虐者找借口，从而弱化被伤害的程度，甚至否认虐待的存在。他们往往需要外界的帮助来驱散蒙蔽双眼的迷雾，以让他们心中压抑已久的痛苦遭遇浮出水面。以下练习会有所帮助。

练习：从不同的角度看待自己的童年

把自己的童年故事写下来，就好像在写别人的故事一样。现在，你只是一个讲述者（从前，有一个小姑娘，她有一个刻薄的继父……），故事的主人公是一个孩子。在写的时候，要具体描述发生了什么事情；孩子做了什么，想了什么，又感受到什么。虽然讲故事的人知道孩子的遭遇与感受，但却从故事中分离出来了。

这种方法可以让你从完全不同的视角看待自己的童年。事实上，这样做会让一些受害者第一次认清自己的遭遇。艾米莉便是如此。

我让艾米莉以讲述者的视角，写下自己的童年经历。我再三强调，是写她自己的故事而不是她母亲的故事。这种方法能够让艾米莉不再把自己的痛苦与母亲的进行比较。她的故事如下：

"从前，有一个小女孩，她和妈妈住在一座漂亮的房子里。由于没有爸爸，妈妈又要上班，所以小女孩要负责把房子和院子打扫得干干净净。这些活对小女孩来说太繁重了，但她尽自己最大的努力。有时候，她累得上课都睡着了，这导致她的考试成绩很不理想。小女孩的妈妈很生气，冲她大喊大叫。小女孩很伤心，她也想取得好成绩，但她实在是太累了。她不知道该怎么办，她觉得自己很失败，并且还让妈妈很失望。小女孩很沮丧，想要逃离这个家。小女孩确实逃离过一次，但这让小女孩的妈妈很担心，小女孩的自我感觉更糟糕了。她想到了自杀，也许这样她就不会继续让妈妈失望了。"

当艾米莉以讲述者的视角写下自己的童年经历时，她才意识到自己的痛苦遭遇。她告诉我，她差点忘了自己曾经如此糟糕，并且一度痛苦得想要自杀。当她把她写的东西大声读给我听的时候，她忍不住放声大哭并告诉我，她从没想过母亲的要求是如此苛刻，自己能长大成人是多么不容易。她说，她很悲悯故事中的小女孩，并且认识到母亲对小女孩的期望并不合理。对艾米莉的治疗来说，这是一个突破性的进展。她终于能够承认自己的痛苦遭遇，并悲悯自己。

不了解自己如何受痛苦的折磨

导致童年时遭受过虐待的人不肯承认自己遭遇的另一个主要原因是，他们不知道自己是如何被痛苦折磨的。在他们中，有的人不知道自己究竟受到了多少种虐待，或者不了解虐待是如何影响自己的。他们可能文化水平有限，不知道怎样才算是儿童漠视和虐待，或者拒绝相信自己所承受的待遇实际上就是虐待。

在本节中，我会指出并且描述儿童所遭受的不同类型的情感、身体和性虐待。我希望这样分门别类能够帮助你：（1）承认自己遭受过虐待的事实；（2）认清那些过去未曾意识到的虐待形式。

很多受害者能清楚地记得自己在儿时被漠视或虐待过，但也有些人记忆模糊，甚至怀疑自己的记忆出错了。还有些人尽管清楚地记得，却拒绝给这些经历贴上"虐待"或"漠视"的标签。所以我会简要概述儿童漠视和虐待的具体表现。这些虐待呈现的形式可以单一存在，但在现实中常常是多种形式并存。例如，进行身体虐待时往往包含着情感虐待。

提前声明，对不同类型虐待的概述可能会让你想起过往的痛苦遭遇。如果现在你还没有做好心理准备，那么请直接跳过这一节。过一段时间后，你可以再回过头来重新阅读（如果你跳过本节，请直接阅读"释放你的愤怒—节"）。

漠视

儿童漠视指监护人未能满足孩子基本的身体、情绪、社交、教育及医疗需求。身体需求包括衣食住行、个人卫生及监护人对孩子的监管（比如，父母因工作或其他事情，将孩子独自一人留在家里，或把孩子交给不适合的人照顾）。情感需求包括安全感和受到鼓励。社交需求是指让孩子与同龄人的交流、玩耍。教育需求是指为孩子提供成长和发展的必要体验，比如送孩子上学以及关注孩子的特殊教育需求。医疗需求是指基本的医疗保健，如牙齿护理和心理治疗。（请注意，该判定标准只有在监护人有能力满足孩子需求的前提下才适用。）

情感虐待

情感虐待是一种试图控制、威吓、驯服、贬低、惩罚或孤立他人的非身体接触行为和态度。对孩子来说，情感虐待是指由于父母或监护人的不当行为或疏忽，对孩子造成严重的行为、认知、情感或精神紊乱。此类虐待具体包括言语虐待（持续不断的批评、贬低、侮辱、排斥和嘲讽），对孩子提出蛮横无理的要求（超出孩子能力的要求），对孩子的情感和心理成长没有提供必需的情感和心理支持。

精神虐待

精神虐待常被认为从属于情感虐待，专业人士通常用该术语表示成人对孩子的自我和社会能力发展的全面阻碍，即对精神造成破坏。与典型的情感虐待相比，精神虐待往往是父母或其他监护人有意为之，以下是具体行为。

○ 拒绝：抛弃孩子，比如拒绝交谈、不理不睬。

○ 孤立：阻止孩子与外界的正常交往。

○ 恐吓：以重罚威胁孩子或故意营造恐怖的氛围。

○ 漠视：精神上疏远孩子，不回应孩子的需求和行为。

○ 腐蚀：培养孩子错误的社会价值观，养成其反社会或不良行为，比如攻击他人、犯罪和滥用药物。

○ 抑制：故意不给孩子关注、爱护、支持和指导。

○ 贬低：贬低或羞辱孩子，比如在他人面前取笑孩子的外貌。

○ 刺激剥夺：不给孩子提供成长和教育所需的活动和经历。

○ 负面影响：让孩子接触不健康的榜样（如吸毒者、妓女和罪犯）。

○ 迫使孩子生活在危险且不稳定的环境中（如家暴和父母争吵）。

身体虐待

儿童身体虐待（此处儿童指 18 岁以下）是指非偶发性的身体伤害或伤害模式。儿童身体虐待包括：

○ 抽打孩子，造成孩子肢体出现伤痕和淤青；

○ 踢倒孩子，造成孩子肢体出现伤痕和淤青；

○ 借用外物打孩子；

○ 用烟头烫孩子，用火烧孩子的手等；

○ 咬孩子；

○ 扭孩子的胳膊，导致出现淤青，甚至骨折；

○ 使劲晃动孩子，让其眩晕、迷失方向、头疼，或者引发脖子、肩膀和手臂的疼痛；

○ 把孩子的头按在水里；

○ 在屋子里猛推孩子，使其撞到墙或家具；

○ 把孩子摁在地板上，不让其站起来；

○ 用力掐孩子，让其感到疼痛，甚至导致身体出现淤青。

性虐待

儿童性虐待包括任何发生在成人和儿童之间，或者年龄较大的儿童和年龄较小的儿童之间的性刺激，施虐者通过引起儿童、成人（或年龄较大的儿童）的兴奋达到性满足。儿童性虐待有很多形式，有非接触的行为，比如露阴、迫使儿童观看色情片；也有接触的行为，比如抚摸、性交、迫使儿童拍摄色情片和卖淫。即使没有身体接触，儿童也可能会被性虐待。

一般认为，年龄较大的儿童至少比年龄较小的儿童大两岁以上。但即使是一岁之差也足以导致虐待行为的发生。例如，年龄较大的哥哥或姐姐会被视为权威人物，尤其是在父母离开后，需要由他们来掌控全局的情况下。妹妹可能会因为害怕或想要取悦这个权威人物而顺从其要求。在兄弟姐妹之间乱伦的案例中，年龄差异越大，信任背叛的程度越高，发生的事件就会越暴力。

情感、身体以及性虐待中不易被人察觉的其他形式

在阅读本书前，不少读者已经知道自己在童年时期曾遭到虐待，并因此遭受羞耻感的折磨。但是，除了你所知道的虐待形式外，你可能还遭受过不易被发现的其他形式的虐待。下面将对这些较为隐蔽的、不为人知的虐待形式进行描述，这些虐待形式和其他更为外显的虐待一样，让人感觉羞耻。

情感虐待的隐蔽形式

在父母与孩子的关系中，情感虐待会以很多隐蔽的形式呈现出来，包括：

○ 忽视孩子，故意不关注、不爱护孩子，包括所谓的"冷暴力"；

○ 对孩子表现出不赞成、蔑视、贬低和居高临下的眼神、评语以及行为；

○ 父母威胁要抛弃孩子（通过身体和情感表达）；

○ 置若罔闻（不承认孩子的情感和经历）；

○ 让孩子觉得自己碍事，或者不是父母想要的孩子；

○ 父母将自己的问题或境遇怪罪在孩子身上；

○ 父母将自己存在的问题投射给孩子；

○ 鼓励孩子过度依赖父母；

○ 让孩子觉得他没有能力好好照顾自己。

有时候，父母会故意羞辱孩子，但却完全没有意识到羞耻感会严重影响孩子的自我意识。有一些比较典型的话语，比如，"你应该为自己感到羞耻""你真丢人"。由于这些话语带有明显的羞辱性质，所以对孩子而言，防御此类羞辱会比防御那些更隐蔽的羞辱稍微容易一些。例如，在家里可以被接受的行为在公众场合却遭到父母的斥责，或者父母因孩子未能遵守社会准则（孩子无法自己识别）而感到羞耻。父母口中的"别那么做，你真让我丢脸"不仅会让孩子觉得被暴露、被批评、被羞辱，而且还会让孩子背负父母的羞耻感。

父母羞辱孩子的方式有很多，包括：

贬低。"你都这么大了，还要人抱""你就是个爱哭鬼"，这些评语对一个孩子来说实在是羞愧难当。而当父母将自己的孩子与别的孩子进行比较并且贬低自己的孩子时（"你怎么就不能学学汤米？人家就不爱哭"），不仅仅伤害了孩子的自尊心，还使得他们总是下意识地与同龄人进行比较，并且总认为自己不如别人。

责怪。当孩子犯了错误，比如，在玩球时不小心打破了邻居家的窗户，此时他们确实需要承担责任。但很多父母不是教孩子怎样为人处事，而是责怪和训斥孩子："你这个蠢货！你不知道玩球的时候不能离房子这么近吗？现在我要赔人家的窗户，我哪来那么多钱总是给你收拾烂摊子？"如此责怪会让孩子羞愧难当，以致以后都抬不起头。在羞耻感的压力下，孩子有可能会断然否认或用尽各种借口。

蔑视。厌恶和蔑视的话语都传递出绝对的排斥。轻蔑的神情（常见的有讥笑和撇嘴），尤其是来自孩子所看重之人的蔑视，会让孩子觉得自己恶心、讨厌，从而产生羞耻感。在我小的时候，我的母亲就看不起我。在大部分的时间里，她要么以一种期望的眼神看着我说："你现在干嘛呢？"要么对我做的事情表示不赞同和厌恶。这些神情让我觉得无地自容，好像自己身上有非常严重的问题。

羞辱。在《羞耻感：关爱的力量》一书中，作者格森·考夫曼指出："比我们强大的人，利用他们所有的力量给我们致命一击，没有什么比这更丢脸的了。"用我的亲身经历佐证这种观点，再正确不过了。我的母亲不仅用蔑视的眼神羞辱我，还常常在邻居面前用树枝打我。羞耻感给我的心灵造成了深深的创伤。

畸形的期望。父母对孩子合理的期望能够引导孩子的行为，不会对孩子造成畸形的影响。畸形的期望是指父母强烈要求孩子出色地完成任务、活动或者擅长某一技能。对孩子要求苛刻、希望孩子有一技之长的父母，常常迫使孩子付出更多的努力。根据考夫曼的研究，当孩子意识到自己很难达到父母的期望时，他们对自我的认识就会出现偏差，只能痛苦地自我审视。正因为如此，原本畸形的期望就更难实现了。

父母在暗示孩子让自己失望的时候，也就触动了孩子内心的羞耻感。"我不敢相信你居然做了这种事""你真让我失望"，这样的信息再加上强烈否定的语气和表情，足以摧毁孩子的精神。这样的信息也体现出父母的畸形期望。

身体虐待的隐蔽形式

情感虐待一般不涉及身体接触类型的虐待，所以被视为"符号性暴力"（symbolic violence），可以看作是身体虐待的一种隐蔽形式。其中包括施虐者的恐吓行为，比如摔门、踢墙、扔家具或其他物体、胡乱开车（受害者在车内）以及毁坏或威胁要毁坏受害者珍视的物品。即使是较为轻度的暴力行为都带有威胁的性质，比如，在受害者面前挥拳头或比手指，做出威胁的姿势和恐吓的神情，甚至做出要伤害或杀死受害者的样子。

对孩子来说，父母的某些行为也隐含着身体虐待，比如给孩子看皮带和球拍。只要孩子没有按照父母说的去做，父母就指指皮带，或者站在孩子的旁边胁迫孩子做事情。

性虐待的隐蔽形式

性虐待的隐蔽形式有以下几种。记住，是否是性虐待取决于成人或年龄较大儿童的真实意图。

- 裸露身体：在家中，成人或年龄较大的儿童不穿衣服，故意在孩子面前走动。
- 脱衣服：成人或年龄较大的儿童在孩子面前脱光衣服，一般发生在孩子和施虐者单独相处时。
- 观察孩子：成人或年龄较大的儿童暗中窥视或明目张胆地看孩子脱衣服、洗澡、上厕所。
- 不适当的评价：成人或年龄较大的儿童对孩子正在发育的身体做出一些不适当的评价。比如，评价男孩的阴茎尺寸或女孩的乳房罩杯，或者向十几岁的孩子追问他们的恋爱细节。
- 性抚摸：如果施虐者有性侵孩子的念头，那么即使是抚摸背部或挠痒也能让孩子产生性欲。
- 情感上的乱伦：父母扭曲与孩子之间的关系，视其为情感伴侣，或者引诱自己的孩子，包括心安理得地告诉孩子自己的性生活。
- 亲近行为：成人或年龄较大的儿童对孩子有意或无意地给出性暗示，包括穿着性感、言语挑逗或姿势暧昧。即便施虐者没有实际抚摸孩子，也没有明显的性行为，孩子也能够感受到施虐者给出的性暗示。

上述信息能够帮助你认清情感虐待、身体虐待和性虐待的具体形式。

你可能已经知道一些比较明显的虐待形式，但是，你也可能惊讶地发现上述这些看似正常的行为，实际上也带有施虐性质，也会对孩子的心理造成创伤，让孩子产生羞耻感。

看完前文，你的内心可能已掀起惊涛骇浪，心绪难平，感到惊讶、羞耻甚至愤怒。你可能惊异于自己竟然对承认虐待如此抵触。即便如此，也请谨记，无论你如何否认，都要勇往直前，保持理智。请悲悯自己的竭力否认，不要责怪自己当时的无能为力。

面对如此多的虐待，你当然会异常愤怒，不敢相信。无论你对自己的虐待是全盘否认，还是半推半就，产生此类情感都无可厚非。意识到自己是受害者并因此感到愤怒也是常态，这是意识到自己被羞辱后的自然反应。当初在你遭受虐待时，发泄甚至仅仅是表达怒气，都可能对你的人身安全造成威胁；但现在的你可以释放自己，获得力量，激励自己走完治疗的旅程。目前，有许多方法可以帮助你安心地释放自己的愤怒，不用再担心被惩罚、羞辱或虐待。

释放你的愤怒

下面提供一些健康有益的方法，帮助你发泄愤怒。你可以根据自己的情况，选择其中的一条或数条加以实践。

○ 写信给你的施虐者，但不邮寄出去，让施虐者知道虐待遭遇是如何影响你的。不要控制自己的情感，把所有的愤怒和痛苦情绪都写在纸上。

○ 大声喊出自己所有的愤怒情绪（如果是独自一人）。不要抑制自己，不管用什么样的语言，说出自己心中所想。

○ 想象自己坐在施虐者的对面（如果不止一个施虐者，请选择其中一人），告诉施虐者自己对遭受其虐待的真实感受。同样，不要压抑。如果你还是害怕，那么就想象施虐者被绑在椅子上。如果你担心被恐吓而不想看施虐者的眼睛，那么就想象他的眼睛被蒙住了。如果你还担心施虐者对你的愤怒有所反应，那么就想象施虐者的嘴巴被封住了。

○ 把脸埋在枕头里，然后大声尖叫。

○ 如果你想通过肢体活动发泄愤怒，那就问问自己的身体想要做什么。你可能想要打、踢、推、摔东西，或者把东西撕碎。听从自己的感受，然后找到一种安全并使自己满意的释放方法。例如，跪在床边，然后用拳头打床。如果没有其他人在身边，那么不要抑制自己，能喊多大声就喊多大声。你可以躺在床上，然后踢腿。你也可以脚踩盛鸡蛋的盒子或其他包装外壳。你也可以把旧的电话本撕碎，或者去一个无人之地扔石头或瓶子。

发泄愤怒的好处，在于帮助我们认识到遭受虐待并不是自身的错。尽管我们都能理性地知道，孩童时期的我们并非虐待事件的始作俑者（我们也不应该受到虐待），但是愤怒的表达和释放可以帮助我们从更深层次上认识到这一事实。

对那些已经把愤怒内化了（责怪自己）的人来说，把愤怒转向施虐者尤为重要。毕竟，施虐者才应该是愤怒的对象。当我们开始向施虐者表达愤怒时，愤怒就会按照正确的方向，由内而外转移。

内化愤怒与责怪自己不仅会让你觉得羞耻，还会导致你用不良关系和自毁行为惩罚自己（比如酗酒、吸毒、暴饮暴食和自残）。把对自己的愤怒转移到施虐者身上，不仅可以让你不再责怪自己，而且还可以把愤怒外化。

向施虐者释放愤怒还会把他们投射出来的羞耻感扔回去。毕竟，那是施虐者自己的羞耻感。以下练习可以帮你做到这一点。

练习：把施虐者投射出来的羞耻感还回去

1. 站立，把双脚平放在地上，闭上眼睛做几次深呼吸。

2. 想象你能够看穿自己的身体，然后检查自己的身体，看看能否发现羞耻感藏在何处。找到隐藏在内心的不良情绪。

3. 想象自己能把手伸进体内，把内心黑暗、肮脏的东西全部掏出来。

4. 想象自己把掏出来的肮脏东西全部扔回给施虐者。睁开双眼，用胳膊做出一个甩出去的动作。

5. 在甩胳膊的时候，大声说："嗨，把你的羞耻感拿回去。那是你的羞耻感，不是我的。"

一些来访者告诉我说，当他们审视自己的身体时，他们发现自己内心存在很多羞耻感，要做好几次练习才能得偿所愿。如果你也如此，那么就一把抓住尽可能多的羞耻感，使劲扔给施虐者，或者可以中途休息一下，然后再重复这个练习。

这个练习可能会诱发更多的愤怒，也可能会让受害者觉得悲伤。不管诱发了什么样的情绪，你都要让自己自由、安全并且有效地表达出来。

即使你愿意直面施虐者，我也建议你先继续用健康有效的方式释放自己的愤怒，这样就不会把自己或他人置于风险之中。我同样建议你仔细考虑一下，在面对施虐者的时候，你是否感觉安全（包括情感和身体上）。如果施虐者毫无改变，继续在身体上或情感上虐待你，你会再次受到伤害。

应对麻木和悲伤

你可能会感到麻木而非愤怒。认识到自己是如何被虐待的以及被虐待的程度，可能会让你一时难以承受，并在情感上封闭自己。如果在回想发生在自己身上的细节时，你发现不能识别自己的情绪，那么请好好照顾自己的身心感受。休息一下，洗个热水澡，跟亲密的朋友聊聊天，喝一杯茶，穿一件柔软的毛衣，看一部自己喜欢的电影，读一读有关冥想的书。不管做什么，你需要安抚自己。如果你有勇气出去走走，那么走上一段时间会让你静下心来，并把自己带回到现在。

发现自己遭受过如此多的虐待，以及再次面对虐待经历，可能会让你感到悲伤。如果你真的悲伤不已，那么就允许自己沉浸在悲伤中。不要抑制自己，尽情地哭出来。如果你克制自己，不让自己感受悲伤的情绪，担心自己变得沮丧或泪流不止，那么请参看本书第 6 章。在第 6 章中，给你提供一些策略，帮助你感受自己的悲伤，而不是被悲伤压垮。

在准备好后，请花一些时间写下自己所遭受的各种虐待。

练习：识别自己遭受的虐待

1. 首先，写下你曾遭受的所有虐待的类型、施虐者、时间和地点。请参看本章前文内容，花时间慢慢完成。

2. 当你写完后，回顾一下。这一次，要描述每次虐待对自己的生活造成的影响。不仅要谈及当时的直接后果，还要述说随时间流逝而形成的长期影响。

这个练习需要花一些时间，短时间内可能完成不了。在完成后，将所写内容放在一边，在后面的章节中会再次用到。

在感受和练习自我悲悯的道路上，可能会有很多障碍，有对虐待性质和程度的否认，受虐引发的羞耻感、自我责怪以及很多让人无法承受的负面情绪。但这些障碍都不能阻止你利用慈悲心治疗自己。承认自己的遭遇是虐待，而不是正常经历；不要认为虐待的发生是自己的错；不要否认虐待经历对自己的生活造成的负面影响。这样你就会慢慢学会悲悯自己，最终消除羞耻感。

在练习自我悲悯的时候，很多受害者还会遇到另一个障碍：由于受害者在其生活的环境中缺乏关爱和支持，所以从未得到过他人的悲悯，因此导致他们无法悲悯自己。下一章会对这一问题进行探讨，让从未得到过悲悯的人体验这种治愈性的情感交换。

第 5 章

接受他人的悲悯

如果你发现面前的道路毫无障碍，那么也许这条路不会带你通向任何地方。

——弗兰克·克拉克（Frank A. Clark）

在前面的章节中，我们提到了，在练习自我悲悯过程中可能出现的障碍，包括否定、自我责怪和羞耻感等。在本章中，我们会重点讨论那些阻碍我们接受他人悲悯的常见障碍，以及如何克服它们。如果你之前没有接受过他人的悲悯（这是练习自我悲悯的前提），那么在本章中，你将学会如何接受他人的悲悯。

接受他人悲悯的障碍

很多遭受过虐待的受害者拒绝接受他人的悲悯，因为他们认为自己不需要或不应该得到悲悯，或者认为悲悯毫无用处。例如，当我对一位来访者的遭遇表示同情时，对方常常不以为然并说一些类似"虐待经历并没有给我的生活造成太多问题"或"过去就过去了，我已经习惯了"的话。但事实显然并非如此，她来找我治疗就说明她的生活受到了影响。

如果你也会说出这些话，那么就意味着你在一定程度上还在否认虐待对你的生活造成了负面影响。即使你现在已经意识到羞耻感正在影响你的生活，以后你也可能会时不时地否认自己的遭遇并表现出和上述来访者一样的态度。接下来的练习会帮助你深入了解自己的这一否认行为，帮助你理解为什么它对你的生活有如此大的影响。

练习：探索你的否认行为

1. 我害怕承认自己被虐待过，因为＿＿＿＿＿＿＿＿＿＿＿＿＿＿＿。

2. 如果我承认自己被虐待过，我肯定会感到＿＿＿＿＿＿＿＿＿＿＿＿。

3. 如果我承认虐待对我造成的影响有多大，那么＿＿＿＿＿＿＿＿＿＿。

4. 我不想面对那些有关施虐者的事实，因为＿＿＿＿＿＿＿＿＿＿＿。

5. 我害怕让自己感受愤怒（或悲伤），因为＿＿＿＿＿＿＿＿＿＿＿。

生活在一个充满"否认"的文化环境中

我们的文化历来不鼓励人们承认自己有痛苦的遭遇。事实上，主流文化欣赏那些能够"克服"困境，并且"继续前行"的人。我们时常会在电视上看到遭遇水灾、森林大火、龙卷风等自然灾害后，当采访者问受害者"你感觉怎么样"时，受害者通常笑对镜头，说一些诸如"我很庆幸自己活了下来，我们要重建家园"或者"只是一些物质损失"等迎合观众的话，而不是观众不愿听到的"我快要疯了，我失去了所有的东西，我不知道我还能不能继续生活下去"。但这才是受灾难民最真实的感受。我们习惯于笑脸相迎，以防当听到别人实际遭受的折磨后表现出震惊的表情。

如果有人告诉你说，你应该克服困境，那么请正视自己的真实感受。为了从虐待经历中恢复过来，你有权利做任何事情，包括寻求别人的悲悯以及练习如何自我悲悯。

感觉自己不值得他人悲悯

很多儿时遭受过虐待的人内心都充满了羞耻感，他们认为自己不配得到别人的悲悯和关爱。如果你也像其他受害者那样，觉得自己是一个"坏人",那么你不仅会觉得自己不值得他人悲悯,还会因为他人的悲悯而感到愤怒和焦躁。

我的来访者凯尔,在感受到我对其童年遭遇的悲悯时,回应道:"不要为我感到难过。你不懂,我真的是一个坏孩子,我总是在学校捣乱。事实上,我也欺负过其他小孩。我只对弱小的小孩下手,然后乐此不疲地欺负他,让他活在痛苦中。

"等我长大一点,就开始从商店里偷东西。我总以贫穷为借口。有一次我被抓住了,然后他们告诉我说,如果我再偷东西,他们就把我送到少管所。那一次,我差点被父亲打死,但是并没有用。上高中后我就开始偷车。"

"那么,你觉得是什么让你变得这么坏?"我问道。

"我不知道。天生如此吧。"

"就像一颗坏种子?"

"是的,差不多是那样。我可怜的妈妈,我对她来说就是一个极大的负担。在我10岁左右的时候,她就卧病不起了。她总是躺在床上,我也不清楚她到底发生了什么,她看起来很健康。我猜她不想再做我的母亲了,她受的苦太多,对我已经无计可施了。"

"所以你犯了错,她也不教训你吗?"

"她不教训我,但父亲会教训我。如果我们犯了错,他会狠狠地教训我们。"

"他会怎么做?"

"他用皮带抽我们,而且一直打。你都想象不到有多疼,尤其是皮带扣打在身上的时候。天哪……"

"他这样做让你变好了吗?"

"没有,只会让我更愤怒。我头脑里一片空白,只想着怎么报复他。他打我时，我从不哭。我不会让他得逞……"

"你有没有想过这都是你父亲的错？你有没有觉得他是在虐待你？"

"别把我说成受害者。他只是思想落后，和他的父亲一样，都认为棍棒底下出孝子。"

"现在你跟你父亲的关系怎么样？"

"我和我的父母没有太多来往，我离开家后再也没回去过。"

因为父亲的虐待和母亲的漠视，凯尔的内心充满羞耻感，这种感觉让他觉得自己很坏。需要花费很多精力才能让他认识到，他的不良行为事出有因。在本书后续章节中，我还会再次提到凯尔。

难以接受美好的事物

受害者觉得自己不值得他人悲悯的另一个原因在于，他们难以接受任何美好的事物，比如赞美、认可、礼物、成功和爱情。这也是由虐待导致的结果之一。如果你的内心充满了羞耻感，那么你会认为自己不值得拥有美好的事物，因此想方设法拒绝它们。

你是否很难接受他人的赞美？当他人夸赞你穿戴的衣物时，你是不是会说："哦，这个是旧东西啊，我已经戴五年了"？当别人夸赞你的外貌时，你是否会说："哦，谢谢。不过我看起来应该是一脸疲惫吧"？

接受他人的礼物对你来说是不是也很困难？有人会不假思索地说一些感谢的话，然后就把礼物放在一边，再也不会花时间仔细查看。很多来访者向我坦白，他们经常把礼物放在衣柜或抽屉里，根本不会拿出来用，或者直接把礼物送给别人。还有人说，他们常常挑剔自己收到的礼物，找各种毛病。还有一些人不认可自己收到的礼物，他们认为送礼物的人没有花费心思，或者认为礼物是别人转手送过来的。因为他们不相信有人会真正关心他们，会为他们精心挑选礼物。

如果你自我感觉不好，认为自己不配拥有美好的事物，那么在接受赞美和礼物的时候，你会觉得浑身不舒服。当然，在接受他人的悲悯时也是如此。但你可以学习如何接受美好的事物。下次再有人赞美你的时候，请试着做以下练习。

练习：学习接受赞美

1. 先不要说话。

2. 深呼吸，想象自己就像吸入空气一样接受赞美。

3. 注意自己的感受。如果你有不舒服的感觉，先把它抛开，也不要评判它（关于如何做到这一点，会在下一章提到）。

4. 呼出空气，看着赞美自己的人的眼睛说"谢谢你"。如果你想说一些赞美或中立的话，比如"这是我最喜欢的衬衫"，那么请直接说出口。如果你想说一些不满的话，比如"它这么旧，你居然会喜欢它"，那么就留心一下这种冲动，不要任其摆布。看着对方的眼睛，说一声"谢谢"，最好面带微笑，有这些就足够了。

5. 在做完这个练习后，花一些时间思考一下自己的体验（例如，在接受赞美的时候，自己有多么不舒服），并把这些情感以及你的回忆和联想写下来，这会让你受益匪浅。

在接受礼物的时候，你也可以做上面的练习。在说话之前，要先深呼吸，然后让自己清醒地意识到，对方经过精挑细选送给你这样一份礼物。如果你太挑剔，想拒绝别人的礼物，那就努力不去想那些挑剔的话。你要告诉自己："收下礼物就好"或"我要感谢送礼物的人"。事后，你可以反思一下，然后写下在接受他人礼物的过程中，自己有哪些不舒服的情感，以及由此引发的回忆（比如，小时候从未得到过自己想要的礼物，以及因为没有充分表达感谢而感到羞愧）。

这种不配拥有美好事物的想法往往根深蒂固，你需要多做几次练习，这样才不会在接受他人的赞美和礼物时觉得不舒服。总有一天你会发现，深呼吸、积极地感受他人的关爱，其实感觉也不错，也就不会再拒绝美好的事物了。

当你学会如何接受他人的赞美和礼物时，你就已经准备好接受他人的悲悯了。当有人悲悯你时，就按照上面练习的步骤一步一步地接受并感受这份悲悯。

屹立不倒的情感防御墙

难以接受他人悲悯的另一个原因在于，他人的悲悯会让自己显得很脆弱。凯尔拒绝接受我的悲悯也受这一因素的影响。他因为被父亲严重虐待而感到羞耻，从而建立起一堵情感防御墙保护自己，以免自己受到进一步的羞辱。在这堵墙内，凯尔便不会再感到脆弱。对凯尔来说，脆弱感等同于软弱，而软弱就意味着灭亡。如果他接受了我的悲悯，就必须推倒这堵墙，让自己变得脆弱，而这让他觉得危机四伏。

如果你已经建立起防御墙以防止自己遭受进一步的羞辱，那么对你来说，推倒这堵墙，接受他人的悲悯、善意和爱护，就会变得很困难。他人的悲悯和善意可能会让你曾经埋葬的悲痛情绪死灰复燃。有人承受不了这些悲伤带来的痛苦，甚至强行把痛苦与自己阻断开来。也有人担心在接受了他人的善意和悲悯后，最终又会失去或为此付出代价。

在接受他人的悲悯时，你可能会感到悲伤或愤怒。但请不要压抑，放任自己的感受。当顿悟到自己从来没有接受过任何来自他人的悲悯时，你可能会在一瞬间感到悲痛欲绝。接受他人的悲悯似乎就意味着，允许自己感受不敢接触的痛苦。愤怒也是如此。在你接受他人的悲悯，获得他人的验证和安抚时，你可能会怒从心起，难以抑制，而这正是你压抑多年的怒火。在下一章中，我们会探索如何处理悲伤和愤怒，以免你被这两种情绪压垮。

接受你曾经不愿接受的悲悯

在本章的末尾，为你提供了在成长过程中所缺失的安全环境、善意和支持。在这个过程中会用到三种方法：直接对你说一些悲悯的话语；让你重温孩提时想听到的悲悯的话语；鼓励你积极寻找合适的人和环境倾诉自己的遭遇，并且有充足的信心接受他人的悲悯。

为了使你从本章的练习中获益更多，同时有机会在本章剩下的部分进行自我思考，你需要做一些准备工作：

○ 在第 4 章末有一个练习，即列出你所遭遇的各种虐待，现在把这个列表拿出来放在身边；

○ 选择一个合适的时间和地点，比如，一个人独处的私密空间并关闭所有电器；

○ 在做练习时，请双脚着地，保持安静，深呼吸，清空大脑，尽量放松身体。

最理想的状态是，能够一次花几个小时静静地阅读自己所列的列表，完成练习；当然，分开进行也可以，比如每天或每周完成一个部分。以下每一部分都至少需要花费半小时来完成。

第一部分：接受悲悯之语

以下练习（及之后的变式）可以帮助你体验到，当听到他人的悲悯的话语时是何种感受。请敞开心扉，即使觉得有困难，也要尽力去做。

练习：想象我与你同在

1. 想象一下，无论你在何处，我都与你同在。

2. 现在拿出你在第 4 章末所列的列表。

3. 慢慢地默读列表，观察自己的情感波动。

4. 再大声朗读一遍，就好像在与我对话。同样，留意在此过程中你的情感起伏。

5. 读完后，请默读下面这段话。就好像我在对你说这些话：

"我想让你知道，我对你受虐的遭遇感到非常遗憾。你不该承受这么多和这么深的苦难。我知道你感到孤单，觉得自己不被人理解，也没有人在乎你。但我想让你知道，我理解你的痛苦，我在乎你。

"我理解你，因为我也曾遭遇过虐待，不仅如此，这些年来在听了成千上万人的受虐经历后，我对虐待给人带来的折磨有了刻骨铭心的理解。我在乎，因为在这样的过往面前任何人都不应该独自承受，因为我相信他人的关心和在乎能够缓解你的痛苦。"

静静地坐几分钟，然后试着接受我所说的话。如果你做不到，请再读一遍前文的内容，即"学习接受赞美"。然后，再读上述这些话，深呼吸，试着从内心认可这些话。

上面这个练习中的悲悯的话语可能对你起了一些作用，也可能收效甚微。虽然你可能相信我能理解你的遭遇，但又怀疑我是否真的在乎和关心你。毕竟，我不了解你，也不了解你的经历。即使作为心理治疗师，我陪在你的身旁，你可能也很难相信会有一个陌生人真正地关心你。很多来访者在刚开始做心理咨询的时候告诉我，他们不相信我是真心关心他们的，他们只认为他们花了钱，所以我有责任倾听。但是，我告诉你，我确实在乎和关心你。我选择这样一份工作从来都不是为了钱。我有意降低收费标准，以便让更多受害者能承担的起。而且，我花时间著书立作，往往得不到回报。我从事这份工作，将我有幸获得的知识、智慧以及悲悯传递给他人，只是因为我将这份工作视为自己终身的使命。

这些年来，绝大多数来访者，甚至是那些最不相信他人会真正关心自己的人，在来到我这里后，都逐渐认可我是真心关心他们的。我希望通过继续阅读本书，你能敞开心扉，感受我对你的真心关怀。

如果你无法接受我的理解与关心的话语，那么就再做一次练习。但这次，请想象你正在向一个你觉得能够理解、关心你的人宣读你的列表。如果在你的生活中没有这样的人，那就换一个你见过或遇过但并不熟悉的人（也可以假设一个虚拟人物），而他是一个善解人意、富有慈悲心的人。想象他在你大声读出列表上的内容时，静静地坐在你身边，然后对你说出了上述的那些关心的话语。观察一下自己能否更容易接受那个人说的话。

如果你能够接受上述那些悲悯的话语，不管是出自我还是其他富有慈悲心的人之口，之后你可能会愿意时常回顾这些话语。你可以默默地讲给自己听，也可以大声读出来。

第二部分：接受那些你曾经渴望听到的话

在遭受虐待的时候，你觉得痛苦、孤单，认为没有人会来安慰你、救助你。然而，遭到虐待后的日子可能更加难熬。在遭受虐待时，你可能会把自己的身体与意识割裂开来，但在虐待结束后，你又回到现实中。施虐者不在身边时，你可能会觉得更孤单。但即使是现在，在虐待发生多年后，当听到这些安慰的话语时同样会有治疗效果。

在第 4 章中，你写下了你曾遭受过的各种虐待的类型，并进行了反思。花几分钟时间做以下练习，思考在被虐待后，自己最渴望听到哪些话。

练习：你曾经渴望听到哪些话

1. 写下你曾经最渴望听到的安慰的话语。
2. 大声读出这些话，想象你最在乎的人在你遭受虐待后真的对你说了这些话。

3. 深呼吸，从内心接纳这些话。注意自己在听到这些话时的感受，如果你想哭，就尽情哭出来。

4. 把这些话写在便签纸上，贴在你随时能够看到的地方。或者把这些话抄到日记本上，以方便你一遍一遍地阅读。

这是一个非常有效的治疗体验。除了你曾经想要听到的话之外，想一下当时的你还需要什么。在你哭的时候，是不是想能有人抱住你就好了？如果是，那么就用双臂抱住自己，并想象是那个人正在抱着你。花一些时间安慰自己，比如，披上温暖的毯子，喝一杯温暖的茶，或者抱住一个能够安慰自己的东西。

很多来访者表示，在做过这个练习后，他们要么想放声大哭，要么真的号啕大哭。以下是他们的原话：

○ "那时候（受到虐待时），没有人安慰我。就我孤身一人，真希望当时能有人对我说出这些话。"

○ "我想要的仅仅是被验证，能有人告诉我，他相信我的遭遇，并且理解虐待对我造成的巨大影响，明白我是有多么受伤。"

○ "那时候，根本没有人对我说这些话。但是，现在想象着有一个善良、有爱心的人用这些话安慰我，会让我觉得当时我仿佛听到了这些话。我得到了一些宽慰。"

○ "我希望那些话是我父亲说出来的，告诉我从此以后他会保护我……所以，我就想象那个时候我的父亲安慰了我，突然我就觉得安心多了。"

如果在做上述练习时，你没能想出合适的安慰的话语，那么就阅读下列由我的来访者写下的安慰的话语。阅读时，请放慢速度。在阅读每条之前，都请深呼吸，然后从内心接纳它们。

○ 这不是你的错，你只是一个无辜的孩子。

○ 受虐不是一切，它决定不了你的人生。

○ 你不该受到折磨，没有孩子活该受到折磨。

○ 你不是坏小孩，世间本无完人。

○ 你没有做错任何事。

○ 你是讨人喜爱的孩子，不该被虐待。

○ 这不是教训或惩罚，而是虐待与折磨。

○ 你没有自寻苦恼，这并非你所愿。

○ 即使你的身体回应抚摸，也并不意味你心甘情愿。

你可能觉得其中的某些话特别能引起自己的共鸣，那就在纸上或日记本上写下这些话并经常翻阅它们。

我希望你会被我所说的或你自己创造和想象的悲悯话语触动。我希望这些话语能像舒缓的温水一样浸润你，为你带来慰藉。我也希望这些话语可以让你在未来，愿意并且能够接受他人的悲悯。下面是第三部分：把你的虐待经历告诉你所信任的人。

第三部分：向一个具有慈悲心的人倾诉你的遭遇

向他人倾诉自己在童年时期遭受的虐待，或许听起来很可怕。你可能害怕被评判或害怕自己不被他人相信，尤其是当虐待情形很极端或很恐怖时。你可能会担心在自己倾诉完后，他也对你敬而远之。但是，向亲近的人倾诉会让你在消除羞耻感的道路上迈出一大步。严守秘密只会导致羞耻感，进而筑起防人防己的心墙。不谈论虐待经历同样会让受害者责怪自己，继续活在羞耻感的阴影下。但是，你没有做错什么，也没有什么可羞愧的。请时常提醒自己这一点，或许你就能更容易向他人倾诉自己的虐待经历。

把虐待经历告诉一个你信任的且不会对你的故事妄加评论的人。如果是一个喜欢评头论足的人，最好还是对他敬而远之。选择一个愿意相信你所说的话的人也十分重要。如果一个朋友或家庭成员，在听说受害者受到虐待之后与其产生了矛盾，那么很明显，这个人不是一个合适的倾诉对象。如果某个家庭成员曾经为施虐者找借口或不承认施虐者所做的事情，那么也请不要向他倾诉。如果可以的话，把你的虐待经历告诉那个曾经支持你、不评判你，同时又对你的虐待问题有所了解的人。

受害者不愿意向他人倾诉的另一个原因在于，他们不想为施虐者招致负面评价。如果你也是如此，那么请先思考一下：这是你的经历，你有权利告诉别人。你应该向别人倾诉自己的受虐经历，从而治愈自己。如果你的朋友或亲人发现他们所关心的人居然虐待了你，那也不是你的错。你的任务就是保护自己并获得治疗，而不是维护施虐者的形象。被曝光后，施虐者需要为自己的行为付出代价。

显而易见，最理想的结果是，你的倾诉对象相信你，真心悲悯你，用言语和动作（比如拥抱）安慰你。你可以提前向倾诉对象说明你有一些重要的事情要说，而且不需要他说些什么或做些什么。告诉别人你的虐待经历，尤其是第一次，十分困难。所以，如果有需要，你可以掌握倾诉过程中的主动权，包括选择见好就收，留待下一次继续倾诉。

在告诉朋友和亲戚你的遭遇后，得到的正面反馈越多，你从受虐伤害中恢复得也就越快。如果可以的话，在倾诉时请按照以下思维模式：向亲近的人倾诉虐待经历，就像和他们说你的车被偷或有人闯进你家一样。既然你不会为自己是以上事件的受害者感到羞耻，那么为什么要因为自己在童年时期受到了虐待而羞于启齿呢？

当你确实把自己的遭遇告诉了他人，那么就试着接受他人的悲悯。希望你选择了一个富有慈悲心的人，这样倾诉过程就能顺利地成为一次治疗体验。深呼吸，然后接受他人的支持性的话语。不要用"无需担心""我现在很好""其实没那么糟"等话语打断他们。不要担心他们的感受，是你需要他人的理解、支持和悲悯。如果你有幸得到了别人的理解、支持和悲悯，那么就把这些当作礼物，并且是你应得的礼物。

如果你是互助或康复小组的成员，还可以把自己的事情告诉其他伙伴。大多数小组在成立时就告知所有成员，如何对他人倾诉的秘密作出反应，尤其针对那些涉及虐待的经历。但是，在你真正迈出这一步之前，请确认其他成员都被告之这一注意事项，而不予以任何评价。

在本章中，我提到了接受他人悲悯的障碍。希望你读完后，不会再拒绝你所需要的、能消除你的羞耻感的悲悯。希望你继续练习，敞开心扉接受美好的事物。这一切，你都值得拥有。

本章还涉及当你终于接受在受虐时所应得的理解、支持和悲悯后会有何种感受。在遭受虐待的时候你很可能没有这样一个机会，因而现在对它们敞开心扉就显得愈发弥足珍贵和至关重要。不要试图告诉自己"这只是个练习而已，于事无补"，这样会大大弱化治疗的效果。当然，如果当你遭受虐待时就有人安慰你，那么治疗效果会更好。但是，现在才接受悲悯，哪怕是幻想出来的悲悯，治疗也一样卓有成效。很多来访者说，想象自己听到了悲悯的话语，尤其是出自那些他们爱戴的人之口，就仿佛当时亲身经历过一样，很有效果。如果现在你能够敞开心扉告诉他人你的遭遇，而且能够接受他人真心的悲悯，那么对你而言，治疗效果将很明显。

在本章中，我们主要关注的是如何处理因面对受虐事实而产生的复杂情绪。在下一章中，我会深入探讨如何处理由虐待本身引发的情绪，尤其是痛苦和悲伤。

第 6 章

允许自己感受伤痛

自我悲悯就是敞开心扉、温情脉脉地走近自己的内心。悲悯之路与日常经历迥然不同，不在于克服，不在于修补，也不在于驱赶。悲悯即包容。

——罗伯特·冈萨雷斯（Robert Gonzales）

到目前为止，你已经学会了如何跨越那些阻挠你接受悲悯的障碍，为进行自我悲悯的练习打下了良好的基础。自我悲悯的一个重要层面就是允许自己自由体验、处理和接受自己的情绪。

有时候，我们知道自己遭受过某些形式的虐待，但却本能地排斥这种认知，不允许自己接受和感知自己受过伤害的事实。或许在阅读第 4 章时你会发现，其实你遭受虐待的方式比自己原本想象的还要多。但深刻地认识到虐待带给你痛苦对你大有益处，其中就包括让悲伤和愤怒冲淡内心的羞耻，而这是消除羞耻感的必经阶段。

面对你的痛苦

在第 4 章中，我鼓励你用健康的方式释放自己的愤怒。但你还必须认识到，在愤怒背后往往还隐藏着其他情绪，比如悲伤、痛苦和恐惧。直面他人曾虐待过你这个事实确实让人痛苦，如果施虐者是你曾经爱戴的人，则会让你更痛苦。认识到你所关心的人会如此冷酷、残忍和自私也让你苦不堪言。回想当时的伤心、背叛和恐惧也并非一件轻松的事。在本章中，我会告诉你一些策略，以帮助你面对这些痛苦。

首先，要明白理智上承认自己的遭遇与接受真正的悲悯，即心理学家保罗·吉尔伯特在其著作《慈悲心》里所说的"以自我为中心的悲悯"，对缓解你的苦难存在本质的区别。受害者往往在理智上承认自己所遭受的痛苦，但对自己却没有任何悲悯和善意，或许是因为他们并未对自己在儿时遭到虐待时的痛苦与恐惧有所动容。

唯有悲悯自己，你才能真正敞开心扉，并对自己的遭遇带来的痛苦有所感触。这并不是说让你深陷苦痛，而是让你对自己表达善意。

很多受害者花了很多时间努力让自己坚强、继续前行，但一直没有机会处理他们内心的创伤。悲悯自己是指能够承认自己的痛苦，而不是对其进行弱化、否认或隔离。这也意味着当机会出现时，你能处理自己的痛苦，并将痛苦和他人一起分担。

隔离自己情感的后果

人类本能地想远离痛苦，而这导致我们将自己与内心的真实感受隔离开来。除非我们正视并处理这些情感，否则当它们爆发时，我们便会任其摆布，或索性将自己彻底封闭起来，变得冷漠无情。回避自己的情感还有以下后果。

○ **不了解自己**。这个后果十分严重，因为你可能不明白在某些场合你为什么那么做，也不知道自己心里所想与真正需要之间的区别。

○ **隔离不良情感的同时也隔离了美好的情感**。当你抑制愤怒、恐惧和悲伤时，你也抑制了自己感受快乐和关爱的能力。

○ **情感扭曲或转移**。想要回避自己情感的人，常常会把这些情感投射到他人身上（明明自己在发怒、悲伤、担心，却指责他人，说他人有这些情感），或者把愤怒发泄到他人身上（向无辜的人发怒）。

○ **筋疲力尽**。你可以扭曲和麻木自己的情感，但是你不能完全移除它们。压制情感需要花费很多精力，这会让你劳心伤神、筋疲力尽。

○ **破坏个人关系**。你越是和自己的情感保持距离，那么你和他人及自己就越疏远。

为什么我们会抵触悲伤

让自己重新感受由虐待导致的情感，尤其是悲伤感，我理解这对你来说是多么困难。你会为所爱之人的逝去感到悲伤不已，同样，你也会为失去的纯真、爱戴与信任，以及施虐者在你心目中形象的崩塌而悲痛。你需要去感受这些经历带来的痛苦。

我们不允许自己感受悲伤的原因有很多。有人担心如果放纵自己的悲伤，便难以抑制。有人担心如果让自己感受痛苦，就会变得沮丧。有人则觉得自己内心不够强大，不能承受痛苦。还有人担心如果允许自己悲伤的话，就会被拽回到童年时期，不能再适应现状。这些担心都可以理解，下面我们逐一进行处理。

担心被痛苦和悲伤压垮。很多在童年时期遭受过虐待的受害者不让自己感受痛苦，是因为他们担心一旦感受如此强烈的痛苦，自己会被压垮。他们觉得自己抑制痛苦的时间太久了，一旦释放出来，便很难再控制。这一担忧乍听起来很有道理，因为一旦释放积压已久的痛苦，你极有可能泪流不止。悲伤的情感铺天盖地袭来，你担心自己再也无法停止哭泣。我曾问过一位心理咨询师，哭泣会持续多久，她语带俏皮地告诉我："直到眼泪流干。"尽管哭得天昏地暗听起来很吓人，但好消息是你的身体会进行自我调节，它们会照顾好自己。哭泣时，你可能会咳嗽、呼吸困难，甚至会恶心想吐。但其实这是身体在帮助你清理身体和情感上的虐待残留物。你的身体不会让自己哭到不能正常运转。喘气的时候，你会停止哭泣。哭累的时候，你会睡着。

担心自己被悲伤压垮而变得万念俱灰。这种担心也可以理解，但压抑自己的痛苦和悲伤可能更令人沮丧。我无意让你陷入悲痛之中并丧失对美好事物的感知。我想做的是教给你方法，帮助你渡过难关，而非陷入其中。但如果你觉得自己深陷悲痛之中，那么请咨询心理治疗师或医生。

担心自己内心不够强大，无法承受痛苦。你比任何人都了解自己。此时此刻，你可能会觉得自己内心不够强大，不足以面对自己的痛苦，这没关系。但是，如果有一天你的悲痛忽然涌上心头，或许就在你阅读本书的过程中。如果在阅读本书的过程中你一直在哭，那么你的身体在告诉你，你很难过，你需要哭出来。你可能要比自己想象的要坚强得多，那些你一路走过来经历的不幸遭遇就是最好的证明。

担心自己会陷入过去。这种担心也很合理。但有很多方法可以让你活在现在，而不至于陷入过往的感觉和创伤中。在本章中，我会提及其中一些方法。

通常来说，在面对和躲避痛苦之间找到平衡，才为明智之举。如果某天你觉得自己特别脆弱，那么选择在这一天面对自己的痛苦可能并不合适。但是，如果某天你觉得自己很强大、很安全，那这一天就是你面对痛苦的时候。获得平衡的另一种方法是，在练习自我悲悯和正念的同时，允许自己面对部分痛苦，然后休息几天，直到自己有足够的力量处理虐待经历中的其他片段和事件。

你可以使用一些技巧和策略保护自己，以免上述担心成真。在本章中，我会教你一些方法，包括面对和处理痛苦的方法，以及允许自己为失去的一切哀悼的方法。我保证，在此过程中，你不会再受到创伤。但如果你真的觉得自己无法承受痛苦或创伤，那么我建议你寻求专业人士帮助你解决痛苦。

正念疗法

你可能已经注意到，本章中的一些练习和步骤是你不愿意做的。这是人们在尝试新事物时产生的一种很自然的反应，但也可能意味着，现在还不是你面对痛苦的最佳时刻。其他人无法告诉你，你是否已经感到足够安全、足够强大来面对自己的痛苦，一切都有赖于你自己的直觉。

幸运的是，有一种方法可以让你在面对痛苦时不被其压垮，这就是正念疗法。正念让我们能够平衡地接受痛苦的思维和感受。对你来说，在处理痛苦和过往的虐待遭遇，以及虐待对现在生活造成的消极影响（压力和折磨）方面，正念可能是一种全新而健康的方法。或许你对正念疗法有所了解，甚至已经加以练习，但你仍可以回顾以下步骤，或许你会在正念消除羞耻感方面有新的发现。

正念如何帮助你纾解悲伤

怎样练习正念呢？首先，正念最重要的理念就是活在当下。人们常说，当下才是全部。过去已经发生，未来尚未可知。我们既可能迷失在对明天的希望和恐惧之中，也可能沦陷在对昨天的悔恨和惆怅之下，不管怎样，都恰恰错过了今天。

除了要学习如何关注当下，我们还需要学会如何不加评判地关注当下。我们需要利用自觉意识和注意力进行观察，而且是只进行观察，不做其他事情。所以，正念的内容就是在我们的觉知范围内观察此时此地发生了什么事情。

接受是正念的另一个层面。当我们接受情绪上的痛苦而非忽视或试图摆脱它时，改变自然就会发生。接受与听天由命、无能为力、万念俱灰及美化现实不同。在正念的语境下，接受是指慎重地体验自己的真实感受、情感和想法。当选择接受时，也就意味着我们不再试图控制或操纵自己的体验，我们敞开心扉，接受改变。

心理治疗师们从很早就开始帮助来访者治疗因儿时遭受过虐待带来的创伤。一些治疗师仅仅是带着悲悯的心态去倾听来访者的经历（这种方式具有一定的治疗效果），而其他治疗师则会教给来访者一些方法和技巧，帮助他们应对抑郁、焦虑、自残、闪回、应激反应等临床症状。有时，治疗师也尝试帮助来访者改变其扭曲的思维方式，或放弃对自身不合理的消极观念（由儿时虐待所致）。这些方法都十分有效。

但很多治疗师发现，不从正面阻击来访者的想法和情感，而是帮助他们与这些想法和情感建立一种新的关系，这样做也会带来极大的益处。这种新的关系少了一些回避，多了几分接纳、悲悯与觉知。

正念和自我悲悯能够帮助你改变你与由虐待导致的痛苦想法和情感之间的关系。现在有一个比较流行的词叫"倚靠"。在情感治疗的语境下，倚靠是指不抵御消极情感，而是直面它们，对它们敞开心怀。该词指明了正念和自我悲悯的内容：慢慢地通过正念和自我悲悯倚靠自己的负面情感，即睁开双眼、敞开心扉，这样能帮助你面对这些情感，并且转变你与这些情感的关系。通过这一过程，我们可以在很大程度上释放自己的情感。

总体来说，目前正念是心理治疗和情绪疗愈中的重要手段，并且疗效显著。在情况好转时，来访者就会渐渐接受他们曾在治疗室里体验过的事，包括恐惧、愤怒和悲伤。而这种悲悯的态度也会慢慢转移到日常生活中。

重新审视自己的负面情绪，比如痛苦、愤怒和恐惧，这样可以让你充分了解自己的心理活动。当我们紧紧抓住自己的情绪不放，或者把情绪推开的时候，它们就会变得具有破坏性，给我们的精神和身体带来巨大的困扰。而且，我们越是反抗这些情绪，它们就会变得越顽固。处理负面情绪，需要用开放的、可觉知的、自我悲悯的方法加以控制。

对自己的情绪不妄加评论或在有情绪时不那么焦虑（告诉自己"我讨

厌这样的感觉""我不应该有这样的感觉"或者"我有这种感觉是不对的"），这样做可以改变你与自己情绪的关系。你可以通过自我悲悯的话语接纳自己的情绪，比如，"我现在觉得很悲伤是情有可原的"或"我有权利感到愤怒"。

正念注重个人体验，即感受、想法和情感。它也通过关注现实世界的细节以及出现在我们大脑和身体中的感受、想法和情感，帮助我们更多地认识和体验自己的经历。有时，正念状态会自然而然地产生，比如我们会不由自主地赞叹落日美景。在那一刻，你忽略了自我，融入到美景之中，体验当下。当然，这种状态也可以通过练习和培养来达成。在接下来的部分中，有很多与此有关的练习。

正念包含的因素有：

○ 活在当下；
○ 增强意识，注意周围的细节；
○ 关注自身体验，包括感受、想法和情感；
○ 时刻了解自己的内心活动；
○ 对正在发生的事不做评判或妄断，而是坦然接受。

在养成了这些习惯之后，正念所带来的就是我们与自己内在体验更为和谐的相处。

正念练习

我们会先做一个练习，让你安全着陆，然后再通过本章中的其他练习和步骤使你活在当下。我建议你在做其他练习之前，都先做以下的安全着陆练习。当你发现自己正在受过去记忆的影响，或者将自己的情绪和身体隔离开时（常见于创伤受害者），你都可以按照下面的方式练习一下安全着陆。

练习：安全着陆

1. 找一个安静的、不被打扰的地方。

2. 坐在椅子或者沙发上，双脚着地。如果穿高跟鞋，请脱掉，将双脚平放于地面上。

3. 保持双眼睁开，做几次深呼吸。注意感受脚下的地面。在整个练习中，不断地呼吸，不断地感受脚下的地面。

4. 现在，在呼吸的同时，环视屋内，慢慢地扫视，看清周围的物体。注意观察房间里物体的颜色、形状和材质。如果你愿意，也可以扭头以便放宽自己的视野。

5. 当注意力分散时，请将其重新拉回到对脚下地面的感受上。在此过程中，你仍需不断地深呼吸，不断地观察房间里物体的颜色、形状和材质。

这个安全着陆练习有以下几个目的。它可以让你把意识重新聚焦在自己的身体上，不再受外界因素的影响，也不再把自己的情绪和身体隔离开来。它还可以让你回到当下，如果你正因一段记忆或一个触发性的事件被过去所吞噬，那么这个练习对你来说十分有益。同时，有意地将关注点从自己身上移开并放到外界事物上，能够打破羞耻的漩涡，平息由此引发的情感和思绪，让你现时的体验不再受其主宰。最后，安全着陆练习让你为之后的正念练习做好准备。

接下来的这个练习是正念入门阶段一个非常平和的热身练习。别担心自己做得对还是不对，因为它本来就没有对错之分。整个练习只需要五分钟，但是你要确保自己能在一个安静的、不受打扰的地方完成这个练习（请关掉你的电子设备）。

练习：正念训练

1. 找一个舒适的地方坐下，闭上眼睛。做几次深呼吸，开始注意自己身体内的感受。你只需要觉察并追踪自己身体内的这些感觉，任由它们来去。

2. 你没必要注意某个特定的身体感觉，但是你可能会对其中一种感觉特别敏感，例如，手心的温暖，肩膀上的紧张感。不要考虑这感觉是否舒适，只要去感受就好，任其来去。留意每一种自然生发的感觉。

3. 大约五分钟后，慢慢地睁开眼睛。

在做完上述练习后，你或许会发现，其实你更靠近当下了，你与自己身体的联系也更为紧密了。这个热身练习的目的在于帮助你更熟悉正念训练。

正念和锚定

正念是意识的一种特殊形式，可以让你在经历一些较强情绪，比如悲伤、忧郁和恐惧时镇定自己，把注意力安全地聚焦在自己的身体上。当你进入了正念状态时，就无需再躲避不愉快的情绪。正念不仅要求你时刻了解自己的思绪来自哪里，还要用有效的方法引导自己的注意力。如果你完成了上面的练习，那么你应该已经知道正念是一种怎样的感受，或至少对它有了大致的印象。在正念状态下，你的心灵处在一种相对接受的状态，你能够察觉到各种感受，而不必去比较、评判、标记或评估它们。

对你来说，注意来来去去的东西变得更加容易，当思绪分散时集中注意力也更加简单，但这需要一定的训练以及克服一些常见的习惯。当我们静静地坐上几分钟，让自己的想法任意来去时，就会发现，实际上我们不知不觉地就开始抗拒或评判身心上的不舒适，进而埋怨自己心神不定。我们的思绪有时会因此固着沉淀，有时则浮想联翩。这些混杂的感受会让静坐显得更加不舒服，甚至是难以忍受。

对我们来说，仅仅让自己去观察，而不让判断和评价这些与生俱来的心智功能控制我们并非易事，因而我们需要一个"锚"。在我们的注意力分散或不能任由想法自由来去的时候，可以借其回到原地。在正念训练中，最常使用的就是呼吸，呼吸永远都是我们可以依仗的锚。关注呼吸可以帮助我们有效集中注意力，把自己带回到当下。

然而，遭受过创伤的受害者常常很难把自己的注意力集中在呼吸上，其中有几个方面的原因。遭受过身体虐待和性虐待的受害者可能不想提起自己的身体，否则很容易回想起痛苦的记忆。例如，遭受过性虐待的受害者，常回想起自己在被虐待时，施虐者或自己的喘息声。而那些曾经被关在狭小空间内，嘴巴被封住且不能动弹的受害者，在将注意力集中在呼吸上时，可能会出现呼吸急促的状况。由于闪回或被虐待的记忆所触动而感到生理疼痛的受害者，可能不希望把注意力集中在自己的身体上。而那些不喜欢自己的身体呈现出来的样子或讨厌自己身体的受害者，当把注意力集中在呼吸上后，他们可能会觉得与自己的身体接触过近。

针对以上几个原因，我建议你找其他的锚来镇定自己。把你的双脚放在地板上，就像上面的着陆练习一样，这也可以作为你的一个锚。客观物体也是很好的锚（一颗小石头，心爱的人送的某个东西），但是要确保这个锚随时都在身边。比如，一些人随身带着一颗小石头，当他们经历情感爆发或被突发事件触动时，小石头就能帮助他们镇定下来。当然，在做正念训练时，他们也可以使用这颗小石头。

正念与痛苦情感

你已经了解了正念的基本要素，现在就可以利用正念帮助自己应对由虐待经历引发的情感，尤其是痛苦、恐惧和悲伤。

当下一次被受虐经历触动或经受与此相关的强烈情感时，请尝试静静地观察这些情感，它在你身体的哪个部位以及引发了哪些感受，但不要对它做任何评判或评价，不要用"好的""坏的""痛苦的""愉快的"等任何评价性的词给自己的情感贴上标签。

当你体验这种情感时，试着留意游走在自己心中的想法，以及你与它们之间的联系。不管这些想法是有益的还是有害的，都不要加以评判。留意自己对这种情感的看法，以及体验这种情感的感受。但不要太在意这些看法，只需要去感受就好。当你发现忍不住评判了自己的情感时，也没有关系，不要再责怪自己。把评判扔在一边，继续向前就好。

当我们给自己的情感贴上"坏的"标签后，我们的自然反应就是感到愧疚、羞耻、焦虑或气愤。这些次级情感只会放大痛苦，让痛苦变得难以忍受。通常来说，当出现痛苦情感时，如果不会因为这些负性情绪感到内疚和焦虑，那么你就能较好地应对痛苦的境遇和情感。想一想在哪些场合下初级情感会引发次级情感（因愤怒而愤怒或羞耻，因抑郁而抑郁）？哪一种类型的情感给你带来的痛苦或困扰更多，是初级情感还是次级情感？

情绪管理的关键在于，不抑制、不评判、不将自己抽离，而是单纯地去感受这些情感。将情感置于正念之中，而不对它们采取抵御或隔离的方式，这样才能帮助我们释放情感。这需要大量的训练，但所有的付出都是值得的。接下来的练习可以帮助你体验情感，而不被其压垮。在受到强烈的情感冲击时，你可以做以下练习。

练习：波浪

1. 首先，让自己安全着陆（参见本章中前面的安全着陆练习）。

2. 开始观察自己的情感。留意自己对情感的感受，以及自己身体内部的变化。

3. 不要评判情感的好与坏，它只是情感。

4. 充分体验自己的情感，让其如波浪般来去自如。不要压制自己的感觉，不要推开自己的情感，也不要紧抓或放大自己的情感。就让情感在其存在的时间里像波浪一样起伏。

以一个旁观者的视角观察情感，任其起，任其落。久而久之，你就会释放掉原来积累起来的情感。当你慢慢挣脱了某一种情感后，就让其离去，它已经完成了它的使命。

如果在面对虐待经历或为自己所失去的一切感到悲伤的过程中，你觉得自己快要被情感压垮了，那么就做以下练习。

练习：摆脱一种情感

1. 首先，让自己安全着陆（参见本章中前面的安全着陆练习）。
2. 通过告诉自己"我不是我的情感"，将情感与自己分离开来。
3. 提醒自己，没有必要对自己的情感采取行动。
4. 当感觉不同时，请提醒自己：快被情感压垮的感觉没有了，或者自己感受到一种不那么具有威胁性的情感。
5. 当战胜了这种情感时，请提醒自己。

通过学习观察自己的情感，你学会了如何将自己与情感分离开来，也学会了如何与情感合二为一。与情感分离开来能够让你仔细思考它们并使用一些应对策略有效控制自己的情感。与情感合二为一能够让你认识到它们是你的一部分，而并非外界的其他东西。

正念与自我悲悯的结合

自我悲悯和正念可以帮助你倚靠自己的痛苦，并与之建立一种新的关系。正如克里斯托弗·肯·吉莫（Christopher K.Germer）在其著作《不与自己对抗，你就会更强大》（*The Mindful Puth to Self-Compassion*）中所说：“正念让你感受痛苦，而自我悲悯则让你在痛苦中珍爱自己。”

正念训练常常自然而然地涉及自我悲悯。但在本节中，我们会关注如何将自我悲悯这一元素主动添加到正念冥想训练中。正念和自我悲悯的结合，会帮助你安心地体验痛苦情感，不再躲避它，不被它压垮，不让它影响你身体的基本运转。自我悲悯教我们与其与消极情感对抗，不如承认自己的痛苦，以关爱和理解的态度对待它。如果我们对痛苦情感敞开心扉，并用自我悲悯看待痛苦，那么自我改变和疗伤的过程便自然开始。

与自己对话

很多时候，我的来访者们都无法悲悯自己的受虐经历，因为他们感觉自己与内心的情感之间存在隔离。一些人还对自己小时候的形象有着扭曲的认识，比如，他们把自己看作是年龄更大或更成熟的人。当然，内心的羞耻感会阻止他们承认自己所遭受的虐待有多么可怕。如果你还是不能悲悯自己，那么以下练习会帮助你更加切身地体验受虐情境以及由此引发的感受，向内心深处的自己走近一步。

练习：如果虐待发生在别人身上

1. 首先，让自己安全着陆（参见本章中前面的安全着陆练习）。

2. 回想一段自己的虐待经历。

3. 想象这段虐待经历发生在自己的孩子或某个在情感上与你有关联的小孩身上。

4. 在想象以上情景时，注意自己的情感反应。

5. 写下自己的情感反应。

6. 现在，写下你对自己所爱的小孩遭受虐待的反应与自己遭受虐待的反应之间的区别。如果反应是不同的，那么想一下为什么会产生这样的差异？同样把这些原因也写下来。

在第 2 章，我们说到了约翰，那个被祖父性骚扰的小孩。在他完成上述练习后，他写道："当我想象自己的儿子被我的祖父性骚扰时，我很惊讶我对此事的反应与自己遭受虐待的反应截然不同。我恼羞成怒，甚至想杀了我的祖父。他居然敢动我的儿子！后来我想了一下，我想知道为什么在祖父虐待我的时候我并没有如此愤怒？在那一瞬间，我知道了原因。当我回想起祖父让我做的事情时，我总是将自己视作成熟的大人。所以我总觉得自己是一个参与者，是我与祖父一起造成了虐待的发生。所以我总以为这是互有好感的自然结果。

"但是，我突然认识到，自己那时还是一个小男孩——和我儿子一样小，一样纯真。如果有人靠近我的儿子，然后让他做那些事情，我敢肯定他不会自愿那么做，他还太小。我会觉得是一个成人在利用我的儿子，利用他对祖父的爱操控他，让他服从自己。自从找你咨询以来，我第一次理解你一直想让我睁开双眼看清楚的究竟是什么。我是一个无辜的受害者。我现在能够悲悯自己了。

"对于发生在我身上的事情，我感到很悲伤。我第一次号啕大哭，为我所遭遇的事情，为祖父的所作所为对我的人生造成的影响。"

安抚自己

想象虐待发生在他人身上可以让你更清楚地意识到，你对自己的虐待经历有何感受，并让你与自己的遭遇建立起连接，也可以让你回想那个时候的自己最需要的是什么。

自我悲悯训练可以增强你减轻自己痛苦的意愿和能力。花几分钟想一想在遭受虐待时自己最需要的是什么。我们在上一章曾提到过这一点。是否需要有一个人听你倾诉、给你安抚？是否需要有一个人挺身而出保护你？

允许自己被自己的虐待经历触动。在虐待发生后，有一个人安抚你固然有效，但是在重新体验这种痛苦（或者这是你第一次允许自己重新体验）时，自己安抚自己，也可以让虐待遭遇不再难以忍受。

- 想象现在你给了自己当时最需要的东西。
- 如果你最需要的是有一人听你诉说，那么现在请侧耳倾听。你可以在脑海中默默吐露心声，也可以大声对自己喊话，或者提笔写下自己的感受，然后再将这些文字娓娓读出并用心体会。
- 如果你最需要的是他人的温情安抚，那么现在请张开双臂，紧紧地抱住自己，温柔地摇晃；或者躺下，像胎儿那样蜷缩起来；抑或坐在摇椅上，轻轻地抚摸自己的臂膀。
- 为虐待经历带来的痛苦（恐惧、羞耻）对自己表示悲悯。用亲切的话语抚慰自己："发生这样的事情，我真的很难受""可怜的孩子""你不应该被人那样对待"。
- 如果你最需要的是有一人支持你、保护你，那么就勇敢地站出来捍卫自己。你可以大声呵斥道："不要靠近他""她只是一个孩子，不要再欺负她"。

想象一下，如果在你被虐待后，真的有一个人抱住你，轻轻地摇晃你，你会是什么样的感受？虽然被呵护并没有使虐待远离你，但是被安抚的那一刻，你的痛苦得到了缓解。尽管在那个时候你可能没有得到这种关爱，但现在也为时不晚。在身处悲伤时，你可以安抚自己。当回想起虐待经历带来的痛苦或被环境中的某一因素触动时，你可以做以下练习，给自己以关爱和舒缓的触摸。

练习：自我安抚

1. 首先，让自己安全着陆（参见本章中前面的安全着陆练习）。

2. 做以下动作：轻抚自己的手臂、脸庞和头发；轻摇自己的身体；给自己一个温暖的拥抱。

3. 在感受到这些自我安抚的触摸后，留意一下自己身体的感受。身体是否变得更平静、更放松？

4. 留意一下哪种触摸对你而言效果最好。你是否与其中的某些触摸建立了积极的联系？

不要让你的批判性思维阻止自己做这个练习。安抚自己，不无聊，也不自私，这是对自己的关爱。

支持自己

如果得到了他人的支持，我们在面对艰难困境和消极情感时就会相对容易一些。同样，我们如果能够给予自己支持，事情也会变得更容易。对自己越是悲悯、关爱，我们就越有勇气面对困境。下面这个练习可以帮助你与自己的情感建立连接，给予你支持与动力。在开始做练习之前，找一两张你儿时的照片，那些能够让你产生共鸣、让你回想起儿时记忆的照片。如果你能找到在你遭受虐待那段时间里的照片，那就再好不过。

练习：自我悲悯信

1. 首先，让自己安全着陆（参见本章中前面的安全着陆练习）。

2. 注视自己儿时的照片。

3. 留意照片中自己的表情、姿态以及其他能够体现你当时感受的线索。你可能发现自己很悲伤、很担心或很愤怒。抑或你根本就找不到能体现自己当时感受的线索。

4. 留心自己看照片时的感情变化以及回想受虐遭遇时的内心感受。

5. 给自己写一封悲悯信。在信中，告诉当时还是孩子的自己，在回想儿时的遭遇时，你现在的感受。要以成人的视角给儿时的自己写信。

6. 信写好后，大声读给自己听（更准确地说，是读给儿时的自己听）。允许自己接纳这些关爱、支持和悲悯的话语。

情感永远都是以身体为载体体现出来的。如果我们能够确定情感起源于身体的哪个部位，即使是再强烈的情感也能得到平息。例如，当我们觉得悲痛时，胸部就会有紧张感或空虚感。当我们觉得愤怒时，脖子、肩膀、下巴或手会有紧张感。恐惧引起的紧张感则多在腹部。而羞耻常常导致我们的上半身或头部产生空荡荡的感觉。

练习：软化自己的情感

1. 当下次再体验到与虐待有关的情感（愤怒、悲伤、恐惧或羞耻）时，找一下这些情感体现在身体的哪个部位。

2. 找到这个部位后，软化你的情感，不要与其对抗，也不要让情感变得越来越强烈。

3. 在软化情感的时候，留意一下自己的身体感受。是否觉得没有那么紧张了，也更放松了？

4. 继续软化自己的情感。

正念和自我悲悯让你像对待朋友那样来对待自己的痛苦情感。在这一过程中，你要软化身体和情感上的困扰，而不是强化它们；你要对自己遭遇过的痛苦经历有所感触，在情感上敞开心扉，面对自己的遭遇。

自我悲悯和正念可以同时使用。在你体验自身的痛苦时，它们能帮助你不至于将自己推入绝境或深陷过往。在将正念和自我悲悯结合起来使用的过程中，你可以直面痛苦，充分感受痛苦，安抚自己，从而通往康复之路。

我们已经认识和处理了接受自我悲悯的诸多障碍，希望这些障碍已经被真正消除。在痛苦情感出现时，你知道该如何安抚自己，也为理解和接纳自己打下了基础。接下来，我们会转到悲悯自愈项目的训练中。悲悯自愈项目是一个包含技能、态度和训练的架构系统，可以让你从更深层次剔除因虐待引发的内心的羞耻感。

第三部分

自我悲悯的五个练习

悲悯自愈项目包括五个部分：自我理解、自我宽恕、自我接纳、自我关爱、自我鼓励。

除了减轻羞耻感外，悲悯自愈项目还会教儿童虐待的受害者一些态度和技能。

o 如何开始正视你的症状和各种消极应对方式，如把吸毒、酗酒、性外显、性成瘾或自我伤害，作为应对和安全策略（自我理解）。

o 如何原谅你的受虐经历对自己和他人造成的伤害（自我宽恕）。

o 如何认识和体会自我评判的负能量，以及重新聚焦自我悲悯（自我接纳）。

o 如何替换自我攻击的思想，强化带来内在支撑和温暖感受的神经通路（自我接纳和自我关爱）。

o 如何培养一个温暖的内心声音，取代原有的冰冷、批判、霸道的内心声音（自我接纳和自我关爱）。

o 如何悲悯自己，以及用积极的方法抚慰自己（自我关爱）。

o 如何将内心的自我评判替换为自我关爱（自我关爱）。

o 如何支持和鼓励自己为改变付出努力，而不是试图强迫或逼迫自己做出改变（自我鼓励）。

o 如何识别和关注自己的优点、积极的态度和技能（自我鼓励）。

o 如何欣赏自己和为自己感到骄傲（自我鼓励）。

○ 如何分析是谁的责任，而不是一味地自责；如何自我改正，而不是自我评判（自我鼓励）。

克里斯汀·聂夫是研究自我悲悯的先驱之一。立足于自己的研究，并汲取社会心理学和佛教传统的精华后，她认为自我悲悯有三个核心要素：自我关爱、认可普遍人性和正念。"首先，自我悲悯要求我们自我关爱，也就是温柔地对待自己并理解自己，而不是严厉批评和评判。其次，自我悲悯需要我们认可普遍人性，在生活中与他人交往，而不是与世隔离或异化自己。最后，自我悲悯需要正念的参与，用平衡的意识审视我们的生活经历，而不是无视或放大我们的痛苦。我们必须掌握这三个基本要素并把它们结合起来，做到真正的自我悲悯。"

我认为，对一般人来说，在进行真正的自我悲悯时，这三个要素必不可少。但根据我多年来与受害者和施虐者打交道的经历来看，我觉得对儿童虐待的受害者来说，情况又有所不同。

首先，儿童虐待的受害者饱受羞耻感的折磨，很难直接练习自我关爱。可以说，对大多数受害者而言，除非他们内心的羞耻感有所减弱，否则几乎不可能做到自我关爱，因为他们不认为应该对自己更好一点。

因此，为了让你愿意并开始关爱自己，需要做一些准备，其中包括我认为的三个前提：自我理解、自我宽恕和自我接纳。如果没有这些前提，大多数儿童虐待的受害者会缺乏动力和能力去练习自我关爱。只要受害者能理解不应该把虐待的发生怪罪在自己头上，并且意识到，在应对虐待时自己的很多消极行为是迫不得已的，他们就会倾向于接纳自己并原谅自己。也只有这样，他们才能真正开始关爱自己。

对儿童虐待的受害者来说，自我鼓励是自我悲悯中必不可少的要素。如果没有自我鼓励，那么他们很可能会像之前一样严厉地批评自己，并把关注点放在自己所谓的失败而不是成就上。

尽管对儿童虐待的受害者来说，承认自己具有普遍人性也至关重要，但我也相信儿童时期的虐待经历确实已经将他们与普通人群分离开来。因此，除了与其他人有着相似的体验之外，他们还有一些与众不同的经历需要处理。我会在自我理解和自我宽恕的章节中说到这一点。

我会将正念和认可普遍人性整合到悲悯自愈项目中。正念和认可普遍人性能够让我们在提升自我悲悯能力的同时，通过自己的努力做到理解、原谅、接纳、鼓励和善待自己。

第 7 章

自我理解

童年的经历并未逝散，而如四季循环不止。

——依列娜·法吉恩（Eleanor Farjeon）

自我理解位居悲悯自愈项目五大要素之首，也是最重要的要素之一。只有自我理解，你才能让自己卸下羞耻感这个重担，不再因虐待经历继续责怪自己，也不再对自己那么苛刻。没有自我理解，就很难实践悲悯自愈项目的其他四大要素。

和其他很多遭受过儿童虐待的受害者一样，你不仅会被虐待事件本身所引发的羞耻感压垮，也会因为曾经采取伤害自己或他人的方法来应对感到羞耻。这种羞耻感会阻碍你进行自我悲悯。鉴于上述原因，自我理解实际上是打开自我悲悯大门的钥匙。一旦你开始理解自己，理解自己做出一些消极行为的动机和原因，就能更轻松地进行自我悲悯。

没有自我理解，儿童虐待的受害者就会因为自己的过错和缺点郁郁寡欢，而不是将自己目前的行为与虐待经历联系起来。我并不是鼓励你为自己的问题行为找借口。但是，如果不理解自己做出某些行为的原因，你不仅会继续饱受羞耻感的折磨，始终徒然地责怪自己，而且还会对自己的问题行为耿耿于怀。

通常，遭受过儿童虐待的受害者对自己都十分苛刻。他们对自己有着不合情理的高要求，而在犯错尤其是自己的行为伤害到他人时，又会对自己不近人情地大肆批评。他们很少或几乎从不为自己的行为找原因。他们认为不能为自己的行为找借口（有意思的是，他们对他人的行为却态度迥然，经常为他人的冷漠和虐待行为找种种借口）。

仔细想想，这是一件很悲哀的事情：作为一个遭受过儿童虐待的受害者，你无疑经受了可怕的痛苦，遭受到父母或其他成年人的折磨；但是，你不仅竭力否认自己的遭遇，还妄想在不接受任何外界的帮助和治疗的情况下，自己可以毫发无损地从虐待经历中脱身。

遗憾的是，这种想法往往会付出巨大的代价。首先，如果你是遭受过儿童虐待的受害者，那么你会因为虐待经历而受到创伤。当时你可能没有意识到，但这是雷打不动的事实。而且你可能也没有意识到这些创伤是如何影响自己的，但影响却不言自明。例如，当你坐飞机时，飞机失事了。幸运的是你活了下来，并且你的身体现在已经痊愈，但坠机事件本身却让你很痛苦。在坠机事件发生前的片刻，你突然意识到自己的生命危在旦夕，害怕将要发生的事情。而在飞机坠落的瞬间带来的无尽痛苦和极端恐惧，还有那惨绝人寰的景象、声音和气味，都让你无法忍受。

尽管死里逃生，但之后你的内心会永远刻上坠机创伤的烙印。你会在脑海中不断地回放坠机时的情景，回想在整个事件中发生的所有细节。即便在很长一段时间后，你也可能会再次受到惊吓，时不时会遭受创伤后应激障碍的侵袭——做噩梦、害怕坐飞机，甚至连飞机飞过头顶都令你恐惧不已。因此，在身体遭受到伤害的同时，你的情感和精神也遭受着折磨。

对遭受过儿童虐待和漠视的受害者来说也是如此。除了饱受羞耻感的折磨，他们身上还残留着创伤记忆，以及创伤记忆带来的压力。这些创伤后症状也会时不时地发作。

我经常跟我的来访者说，我还没有见过哪一个受害者不用问题行为来应对虐待经历的。酗酒、吸毒、性外显、性成瘾或其他一些成瘾行为、自残、虐待所爱的人，以及持续被他人虐待，这些行为都情有可原。

我希望你不再因为自己的问题行为而继续把自己看作是坏人，这一章的内容会帮助你更好地理解自己的行为。之后，你就会认识到那些消极行为并不代表你的本质，你也就不会再那么严厉地批评自己，明白它们只是你应对创伤的无奈之举。我还希望自我理解能够帮助你用更富有慈悲心的方式对待自己，这样你就会知道，对一个受害者来说，你的行为是多么正常，你也就不会觉得那么孤单。

在本章中，我会鼓励你将自己目前（以及过往）的行为和你的创伤经历联系起来。这种联系能够让你更加悲悯自己，以及在看待自己的行为时不再那么急躁、挑剔、愤怒。

创伤后应激障碍

创伤后应激障碍（PTSD）是指在经受过创伤后带有明显症状的严重精神障碍。这些创伤包括自己或他人的生命遭到威胁，在身体、性及心理方面遭受暴力胁迫，而受害者难以应对这些创伤。

遭受 PTSD 折磨的人常常会做噩梦，饱受闪回的折磨，入睡困难，感觉自己与社会隔离、疏远。这些症状的严重性和迁延性会显著影响患者的个人生活。PTSD 不仅会导致心理问题，还会导致生理发生改变。与此相伴随的，患者还会出现抑郁、物质滥用、记忆和认知问题等，这都让 PTSD 变得更为复杂。

PTSD 的症状一般分为三大类：重温事件、逃避行为和过度警觉。重温事件的具体症状有：闪回（一次又一次地重现创伤情境，与此同时，会出现盗汗、心跳加速），做噩梦，以及可怕的想法萦绕心头等。逃避行为的具体症状有：远离一些会触发自己创伤回忆的地点、事件或物体，情感麻木，内心愧疚、沮丧、担忧，对之前感觉有意思的事情缺乏兴趣，无法回想起有关创伤经历的重要情节。过度警觉的具体症状有：易受惊吓，高度紧张，失眠，易怒。

读完上面的内容后，你可能会惊讶地发现，原来自己的很多症状其实都属于PTSD，并且自己已经饱受折磨多年。这种认知对你来说很有益处，能让你理解自己的行为并解释给他人听，也会让你开始为自己的遭遇进行自我悲悯。

在一些案例中，PTSD症状可能比创伤事件本身更让人难以承受。例如，侵入性回忆主要通过感觉而非想法体现出来。这些感觉会加重和延长PTSD的症状表现。这是因为在重温创伤经历时，个体会觉得创伤事件再一次发生了。

很多儿童虐待的受害者被诊断患有PTSD，并饱受其折磨。我的来访者梅勒妮经常觉得自己的哥哥就在身边，哥哥从她3岁起就开始对她进行残忍的性虐待。有时候，她因为觉得哥哥就在自己的床上而在半夜惊醒。当她在洗澡的时候，也会觉得哥哥会突然闯入。每当这些情景在脑海中重演的时候，梅勒妮就会再次受到创伤。因此，遭受PTSD折磨的人就会想方设法应对这些事件。

PTSD还会进一步影响个体在社会和家庭生活中的行为。这些影响包括无法正常工作、婚姻出现问题、家庭不和以及难以教养孩子。遭受PTSD折磨的人很可能会陷入暴力循环，这是因为：

1. 为了逃避PTSD的折磨，很多人会转而选择酗酒或吸毒；
2. PTSD的一些症状可以导致虐待行为的发生，包括易怒（对噪声或很小的刺激高度敏感）、冲动、难以调节和控制自己的愤怒；
3. PTSD的一些症状可以导致类似于多数受害者的行为模式，包括无助、消极、自我责怪、自我感觉肮脏或邪恶，以及对创伤的依恋（想保持与原始创伤的关系）。

并不是所有儿童虐待的受害者都会遭受 PTSD 的折磨，但是那些在家里或社区遭受过虐待的人很可能会出现 PTSD 症状。研究表明，儿童虐待（尤其是性虐待）很可能会诱发 PTSD。

复合性创伤

遭受过多种或长期创伤的孩子（这些创伤常常发生在与他人的交往过程中）有着不同于 PTSD 症状的一些独特症状。这些孩子饱受严重的行为、人际关系和身体功能问题的折磨，比如无法调节自己的情绪、行为和注意力。这种现象被称为复合性创伤（complex trauma）。如同那些遭受 PTSD 折磨的人一样，复合性创伤的受害者常常用自我麻痹的方式应对问题，因而常常导致他们酗酒、吸毒、暴饮暴食或染上其他成瘾行为。有复合性创伤的人常常会重复虐待循环，他们要么成为施虐者，要么继续被虐待。这称为创伤的代际传递（intergenerational transmission of trauma）。

遭受复合性创伤折磨的人更容易出现抑郁症、焦虑症、物质滥用以及人格障碍（甚至比 PTSD 患者的概率还要大）。除非受害者能从这些创伤的不利影响中康复，否则这些影响会伴随一生，并且对人际关系的损害尤其明显。

除了拥有 PTSD 患者所遭受的大部分问题外，复合性创伤的受害者还会有以下行为：

○ 极端行为（自残行为，比如划伤自己或用头撞东西）；

○ 性调适障碍（在性别意识和性取向方面存在困惑）；

○ 故意陷入高危或痛苦情景，以对抗内心的麻木（自残行为）；

○ 突然暴怒；

○ 自杀念头或尝试自杀；

○ 偏激的冒险行为；

○ 再次陷入不健康的关系中。

如果你在儿童时期遭受过多重创伤（例如，被父母漠视或虐待，遭受长期的性虐待，被强奸），就很有可能会遭受复合性创伤的折磨。

对创伤敏感与熟知创伤

"对创伤敏感"（trauma-sensitive）和"熟知创伤"（trauma-informed）这两个词是指要用帮助和悲悯的方式对受过创伤的人的行为进行感知。对创伤敏感能影响我们之前对创伤受害者的看法，鼓励受害者对自己报以更多（或接受专业心理治疗师）的自尊、自爱和自重。熟知创伤是指受害者需要和治疗师一样熟知创伤的后果，这一过程包括受害者理解、预测、回应自己的问题、期望和特殊需求。

通过用对创伤敏感和熟知创伤的方式对待自己和自己的症状，你会慢慢地悲悯自己。这种做法将创伤后的很多症状看作是应对和适应极端情境的合理尝试，因此这种做法更具有移情作用，也能让受害者变得强大起来。

对创伤敏感和熟知创伤疗法的首要目的，就是帮助你更好地理解创伤在你的生活中所起的作用。具体而言就是帮助你认识到，尽管你的很多做法为自己或他人不耻，但实际上是自身做出的应对和调节。其中包括为应对自己的高度焦虑做出的努力（如抽烟、喝酒和自残），以及以不健康方式抚慰自己（如酗酒和吸毒）。

下面是用熟知创伤的方式进行思考的一些基本原则。我希望在消除羞耻感及治疗其他消极影响时，你能常回想起这些原则。

○ 创伤会让受害者的生活道路越走越窄，限制受害者的选择，削弱受害者的自尊，让受害者失去控制，给受害者带来绝望和无助。

○ 很多行为问题其实都是对创伤的适应性反应。因此，那些症状，包括问题行为，应该被看作是应对过去创伤的适应方式，而不是病态表征。

○ 在选择较为有限的情况下，物质依赖和某些精神症状会被当作是一种应对策略。每一个症状都曾经帮助过受害者暂时逃离痛苦，并将继续通过某种方式给予受害者支持。

○ 关注点应该放在在受害者身上发生了什么事情，而不是受害者有什么问题。

○ 受害者始终在尽力应对生活中的改变，以消除创伤带来的副作用。

根据上述观点，请不要再为自己控制创伤性反应所付出的努力责怪自己，你会明白这些症状的适应性意义。例如，喝酒和其他一些药物滥用，通常是因为受害者想要应对难以忍受的高度焦虑，认识到这一点并悲悯自己，是改变现状的一大步。接下来，你就可以把关注点放在学习策略上，这些策略能够让你觉得更安心、更有掌控感，比如写日记、洗热水澡、把冰毛巾敷在额头上、做安全着陆练习或深呼吸，这些策略都能在自我抚慰缺失的情况下发挥一定的作用。

熟知创伤的思考方式有以下几点好处。

○ 它能够让你不再为所受到的伤害自责，而是敞开心扉用更富有慈悲心、建设性的态度对待自己。

○ 它能够外化你的问题。你会认为自己本质上是一个好人，只是有一些问题扰乱了你的生活，但这些问题并不代表你的本质。症状才是问题，而你不是。

○ 它能够让你正常化。受害者常常觉得自己不正常，认为自己内心邪恶、肮脏污秽、残缺病态。熟知创伤的思考方式能够让你意识到，你应对不幸事件的反应是正常且情有可原的（可以理解的）。

o 它强调优势和资源。你倾向于批评自己，尤其当你采用问题行为应
对虐待经历时。因此，寻找自己的优势所在并由此树立起信心，这
至关重要（在第 11 章中，我们会具体说到这一点）。

o 它促使受害者敢于去寻找健康、有效的应对策略。

当你发现问题所在并能为自己的遭遇悲悯自己时，你就会有能力和动
力解决问题并对自己的进步充满希望。

在行为和经历之间建立起联系

在自己的行为和创伤经历之间建立起联系，能让你更具有慈悲心，对
自己的行为不再那么焦躁、挑剔和愤怒。儿童虐待的受害者最常见的问题
行为、受虐待的形式及其成因在下文列出。虽然所列内容并不全面，但足
以让你认识到问题行为和虐待经历之间存在一定的联系。

饮食失调。诸如暴饮暴食、强制进食和情绪性进食之类的饮食问题常
见于情感虐待受害者。这些问题行为都是为了应对空虚感、孤独感、沮丧、
焦虑以及其他痛苦。

自伤行为。受到长期、多来源的性虐待，严重漠视和抛弃，以及残暴
的身体虐待的受害者，会出现划伤自己、故意用烟头烫自己以及用头撞墙
等行为。而这些基本都是为了应对极其严重的受虐经历。

性调适障碍。倾向于将个人关系贴上性标签，变得性欲亢进或避免性
接触，或者处于这两者之间，这些问题大多源于儿童时期的性虐待。

酗酒和吸毒。对遭受过儿童虐待的受害者来说，酗酒和吸毒是很常见的
应对机制，这些虐待包括漠视、抛弃、言语虐待、情感虐待、身体虐待和性
虐待。然而，更多研究表明，身体虐待和性虐待更容易导致酗酒和吸毒。

使用药物应对虐待带来的影响

儿时遭受过情感、身体以及性虐待的人，必须与内心强大的情感作斗争，还要应对紊乱的人际关系。遗憾的是，很多受害者发现，借酒消愁和药物麻醉似乎能稍微缓解创伤给他们带来的痛苦。

认识到自己想要控制的情感和所使用的药物存在关联，这对你来说大有裨益。但是，接下来的解释并不是为你使用药物找借口。这些解释能让你认清自己沉迷药物的客观背景，并考虑采用不同的方法应对自己的一些症状和情感。下面是一些常见的创伤症状，以及受害者常常用来消除或应对这些症状的药物。

抑郁。很多受害者称对自己的生活感到绝望，他们也不认为自己能够好好地活下去。而类似于可卡因的药物，能暂时使他们心情良好，对长时间遭受抑郁困扰的受害者来说，可卡因是一种灵丹妙药。

焦虑。创伤使得受害者感到焦虑、恐惧。在短期内，受害者可能担心自己会遭受更多的虐待；而从长远来看，受害者可能会产生一种弥漫全身的疾病感和忧虑。酒精和苯二氮平类药物等镇静剂，能够缓解长期困扰受害者的焦虑。

内心的混乱与痛苦。饱受闪回和虐待记忆折磨的受害者，可能觉得自己无法承受。他们会通过药物麻痹知觉的方式帮助自己忘记虐待经历，而酒精或鸦片往往是他们的首选。

空洞感。有一些受害者因虐待变得异常敏感，另一些受害者则称虐待让他们丧失了感觉。他们称自己丧失了所有的知觉，没有性兴奋，也感觉不到日常生活中的悲伤与快乐。对这些受害者来说，能够让知觉体验重新被唤醒的药物极具吸引力。他们可能会使用可卡因、安非他命以及致幻剂短暂地"增强"自己感知外在的能力。

消极。虐待的一个长期影响就是让受害者不能挺身而出支援自己。他们说当别人攻击或吓唬自己时，他们没有其他选择，只有屈服。他们希望自己能够产生正当的愤怒，或者有反抗的信心。能够释放和增强愤怒感的酒精和五氯苯酚对感到消极被动的受害者来说非常具有吸引力。

过度愤怒。当受害者承认施虐者对自己所做的事情后，可能会产生不可抑制的愤怒情绪，还会想要报复施虐者。如果施虐者已经死亡，或因疾病和距离变得不可接近，那么受害者可能会更加愤怒，并且无法得到正当的发泄。这时，受害者就会寻求药物的帮助，比如用酒精、大麻和鸦片缓解愤怒，让自己接受事实或变得温和。

霍莉的故事：用酒精舒缓焦虑

霍莉曾用酒精舒缓因童年虐待导致的焦虑，同时控制反复的记忆闪回。她告诉我说："我讨厌自己，因为喝酒，我的生活一团糟。我失去了孩子、丈夫，也失去了工作，我失去了我爱的一切。你肯定会想我在失去那么多东西后会戒酒，但我还是继续喝。我出了什么问题？怎么样才能让我戒酒？"

霍莉跟我的其他来访者不太一样，她不像他们一边因自己的行为不断自我责怪，一边又完全不懂自己为什么有那样的行为。

"你知道你为什么喝酒吗？"我温和地问霍莉，"为什么戒酒对你来说那么困难？"

"我知道原因。我喝酒是因为我喜欢醉酒的感觉。我无法戒酒是因为我软弱、懒惰而且愚蠢。"

"好的，你说到了重点，但我不相信你软弱、懒惰和愚蠢。重点是醉酒的感觉，你能描述一下这种感觉吗？"

"喝醉后感觉很好，我不用想任何事情。一切都变得柔和，所有的困难都消失了。"

"如果你没有喝醉的话，你会想什么呢？"我问道。

"哦，什么都想。大部分时候都是在想我是怎么毁了自己的人生。"

"是的，但在你毁了自己的人生之前呢，有什么是你不愿意想起的？"

过了一会儿，霍莉才开始说起她的童年——她喜欢喝醉的真正原因。

在霍莉6岁的时候，她的父亲就对她进行身体和性虐待，直到16岁她离家出走才真正摆脱了父亲的虐待。因为遭受过虐待，她几乎每天都会出现记忆闪回。喝醉是霍莉唯一能抑制自己回忆过去的方法，至少可以暂时抑制住。在喝酒时，她感到平和，身心愉悦。这种感觉是其他方法满足不了的。霍莉并不愚蠢，她找到一种有效的自我治疗方法（尽管这种方法存在自我毁灭的可能）。

当我跟霍莉探讨后，她意识到自己喝酒是事出有因的，而且自己已经尽力应对儿童时期的创伤，她就不再过度批评自己了。我跟霍莉解释说，喝醉可以让她把那些不堪回首的记忆挡在心门之外，又可以让她不用去面对那些挥之不去的残虐景象，但是这种应对机制并非是最好的，因为它唯独不能让她真正从虐待经历中走出来。事实上，喝酒导致了更多的创伤（比如失去孩子）。酗酒等不良适应行为通常会导致失控的反应，包括深度的羞耻感、扭曲的想法，以及可导致严重后果的不良行为。

自我理解的机会

如果你酗酒或有依赖药物，那么你要意识到自己是在使用药物应对创伤症状，这一点很重要。这种理解可以让你不再过度批评自己，也可以驱动你去发现和练习更多有效的应对方法。

我让霍莉根据自己的情况做一个填空题："鉴于我曾遭受过虐待，那么_____是可以理解的"。

下面是霍莉的回答：

鉴于我曾遭受过虐待，那么我用某些方法抑制自己的痛苦是可以理解的。

鉴于我曾遭受过虐待，那么我很早就开始喝酒是可以理解的。

鉴于我曾遭受过虐待，那么<u>我过度饮酒</u>是可以理解的。

鉴于我曾遭受过虐待，那么<u>我很难戒酒</u>是可以理解的。

我建议你用这个句子来做练习，想出多少就写多少。

练习：情有可原

鉴于我曾遭受过虐待，那么＿＿＿＿＿＿＿＿是可以理解的。

安全着陆

我跟霍莉分享了很多有效的方法，霍莉发现第 6 章中的安全着陆练习对自己抵抗闪回最有效。安全着陆练习是一个简单且有力的策略。它能帮助你有效控制和远离痛苦情绪，防止诸如创伤回忆、闪回、意识分裂以及恐慌的发作。安全着陆练习的目的，是将你的注意力从消极情感转移到外在世界。安全着陆练习十分有效，因为无论何时，只要出现痛苦情感或被特定事件触动，你就可以做安全着陆练习。你可以随时做这个练习，而且不会被他人注意到。

但是请注意，安全着陆练习并不是一种放松方法。事实上，它比其他方法更能让受害者集中注意力。一些 PTSD 受害者在被引导并尝试一些传统的放松方法时，会觉得更焦虑。对一些受害者来说，闭上眼睛会让他们产生隔离感，将注意力集中在呼吸上，甚至是"放松"这个词都有可能让他们想起当初遭受性虐待的场景。

大多数受害者称，在练习安全着陆后，他们更能感觉自己活在当下了。事实上，大多数人会惊讶地发现，这种练习出乎意料地让他们产生了"灵魂出窍"的感觉。在焦虑时，在出现闪回和创伤性回忆时，在觉得身体不受意志控制时，你都可以做安全着陆练习。

将自己的行为放回到情境中

更多地理解自己为什么在应对虐待经历时会做出某些行为，会让你不再为自己的问题行为感到羞耻，也会让你不再过分地批评自己。下面这个练习能帮助你增强自我理解的能力。

练习：虐待和行为的关联

1. 列一个清单，写下自己最突出的问题行为，即你所做过的最让你感到羞耻的事情（比如酗酒、吸毒、性外显以及施虐行为）。

2. 仔细思考每一个问题行为，看看自己能否发现问题行为与虐待经历之间的关联。使用我给霍莉的句子："鉴于我曾遭受过虐待，那么我的这个行为是可以理解的。"

3. 一旦你将自己的行为与虐待经历建立起关联，并认识到自己的行为情有可原之后，看看你是否对自己及自己的遭遇产生了更多的悲悯。

4. 当下次发现自己的行为很不健康或具有自我毁灭的性质时，不要再因此责怪自己（也不要因为自己想要做出一些不健康的行为责怪自己），重复上述那个句子，或者只是对自己说："我理解我为什么这样做。"

重复虐待循环

至此，我们已经讨论了为什么受害者会采用一些应对机制，比如药物滥用、自残、性成瘾或其他一些成瘾行为。在本节中，我们会把关注点放在导致受害者内心充满羞耻的另一个原因：因为自己的行为伤害了别人。

可悲的是，没有人能毫发无损地从儿童漠视或虐待的经历中走出来。更可悲的是，不延续暴力循环，就没有人能逃出来。在很多案例中，曾被虐待或漠视的人在一生中都扮演着施虐者和受害者的角色。研究清晰地表明，曾被虐待的人要么忍受虐待经历，要么把虐待经历传递到下一个人身上。在过去的 25 年里，针对虐待和家庭暴力的研究都强有力地表明，遭受过儿童虐待的人很有可能会成为施虐者，而遭受过暴力的儿童很有可能在成人后具有暴力倾向。曾遭受过儿童虐待的人虐待家庭成员和性伴侣的可能性，是未遭受过虐待的人的四倍。而遭受过儿童虐待的女性在成年后更有可能继续成为受害者。

即使是脾气再好的人也会为儿时见过或经历过的虐待而生气。当受害者喝多时，觉得自己被激怒时，或者回想起自己的虐待经历时，他的愤怒会慢慢显露出来。或者是完全相反的情况：如果受害者小时候受过虐待，或者看到自己的母亲遭受过虐待，那么长大后她极有可能会嫁给一个在身体上虐待她或孩子的丈夫。她依旧孤立无助，就像她的母亲一样，不能保护自己，也不能转身离开。

同样常见的是，受过性虐待的男性（女性则较少见）会性虐待自己的孩子。如果这个男性娶了一个同样受过性虐待的女性（此类事件经常发生），那么这个女性通常会变成我们所说的"默契伙伴"（silent partner），即她会极力否认自己的虐待遭遇，并且在自己孩子被虐待时袖手旁观。有时候，遭受过儿童性虐待的受害者并不虐待自己或其他人的孩子，但是，他们过分担心自己会再次陷入虐待循环，以致无法与自己的孩子有亲密的肢体接触。

一般来说，儿童虐待导致的创伤会放大性别刻板印象。遭受过儿童虐待的男性更有可能攻击他人，而女性则更有可能继续成为受害者或伤害自己。事实上，暴力循环理论认为，与没有遭受过身体虐待的男孩相比，那些遭受过身体虐待的男孩在长大后更可能施虐或施暴；而遭受过身体虐待的女孩在长大后则有可能继续成为受害者。

罗莎的故事：依旧受害

"我不知道自己出了什么问题。我丈夫对我施暴已经有 20 年了，我却一直在忍受。曾经有三次我被他打得不得不住院，我却每次都对医生和警察撒谎。我的家人想帮我，他们试过很多次，但现在他们已经完全放弃了，因为不忍直视我身上的淤青。还有我的孩子……天知道我对他们做了什么。我的大儿子跟他父亲一样刻薄，他就像他的父亲那样对待我，对我呼来唤去，批评我所做的每件事。我的小儿子跟我一样害怕我的丈夫，总是躲着他。我的大儿子欺负和攻击小儿子已经很多年了。现在，小儿子在学校也被欺负。小儿子求我离开他的父亲，但我始终做不到。我是最糟糕的母亲……"这是我的来访者罗莎在第一次治疗时对我说的话。

研究表明，那些遭到家庭暴力的女性不仅大多在儿童时期遭受过情感、身体和性虐待，而且还会饱受复合性创伤的折磨，在本章的前一部分我们提到过这个问题。罗莎就是如此，她母亲在她成长的过程中曾残忍地虐待她的身体，并且漠视她。罗莎的母亲也曾遭受过虐待，罗莎也多次见到过她的父亲残暴地虐待她的母亲。

罗莎嫁给一个殴打她的人并非巧合。罗莎的自尊心受到过重创，儿童时期遭受的虐待给她带来了巨大的伤害，在跟别人说话时，她不敢直视对方的眼睛。弗兰克（罗莎的丈夫）却对她有好感，尊重她，支持她。他们很快就坠入了爱河并互诉衷肠，包括毫无保留地说出他们在儿童时期遭受过虐待。罗莎第一次觉得自己被当作人来对待，第一次有人倾听自己、理解自己。

但是，正如罗莎的童年虐待经历让其再次成为受害者一样，弗兰克的虐待经历则把他塑造成了一个施虐者。没过多久，只要罗莎没有达到弗兰克的期望，弗兰克就会大发脾气（儿童时期遭受过虐待的受害者通常对其伴侣有着不合理的期望，包括期望伴侣能够弥补他们儿时所缺失的东西）。

一直以来，我都在帮助罗莎寻找其遭受虐待却不愿离开丈夫的原因。不仅仅是因为持续的虐待使罗莎的自尊再遭重创，导致她担心离开弗兰克后自己无法生活，还因为她不忍心离开曾理解和支持自己的人。两个人牵绊极深，难以分离。罗莎为弗兰克难过，知道他为何做出这些伤天害理的事情，也明白这是他无法自控的。两个人同病相怜，她怎么能离开他呢？

自我理解的机会

遭受过严重创伤的女性常常会被人误解，包括那些她们最亲近的人。家人和朋友想不通她们为什么如此执迷不悟，迟迟不肯从那个残暴的施虐者身边逃离。但是，我用我 30 多年与受害者共事的经验告诉你，你离不开施虐者是有原因的，而且常常与你在儿童时期遭受过虐待有关。如果你现在正在遭受情感或身体虐待，即便你知道不离开会对自己或孩子造成伤害，却还是难以转身离去。我希望罗莎的故事能让你更好地理解自己。以下练习可能会对你有所帮助。

练习：为什么我不离开

1. 列一个清单，写出所有你不能离开或终止关系的理由（比如，担心自己孤身一人，担心自己不能养活孩子，认为自己离开后伴侣会自杀）。

2. 现在，想一下自己的童年经历，找到与上述缘由之间的联系。例如，你在清单中所写的担心自己孤身一人，这是因为小时候你经常一个人在家，没有人照顾你。如果你担心自己养活不了孩子，那么这很有可能是因为你的父亲抛弃了家庭，导致你有一段时间食不果腹。认为自己的伴侣会自杀，可能是因为你的父亲在你母亲要离开时曾以自杀相威胁，或者真的自杀过。

在虐待循环中成为施虐者

对绝大多数人来说，包括受害者本人，都很难理解为什么遭受严重创伤的女性不愿意离开施虐者，反而继续维持虐待关系。但更难理解的是，为什么有人会残暴地虐待他人。在罗莎和弗兰克的案例中，我向大家简单讲述了一个施虐者的故事。而我的来访者雷的故事会让你看得更明白。

雷的故事：重复施虐者曾对自己做的事

在我从业早期就遇到了雷。他因虐待妻子被强制要求做心理咨询。当时我是一个施虐者干预项目的实习生，那时虽然我能像悲悯受害者一样怜悯施虐者，但我不理解为什么他们会做出那些残暴的事。当时我认为，这一切都源于施虐者在控制愤怒而非羞耻感方面出现了问题，但雷的故事让我对施虐者的困境有了全新且更深入的认识。

雷和其他施虐者一样，戒备心强，好口舌之争，并且拒绝我的一切帮助。他深信自己虐待妻子是因为她不听他的话，而解决办法就是让妻子按照他说的做。他知道不能再打妻子了，否则他就得去坐牢，但他却没意识到将妻子看作私人财产是错误的。

渐渐地，过了几个星期，我发现雷的防御和虚张声势中隐藏着深深的羞耻感。后来我才发现，原来雷在儿时一直遭受父亲的情感虐待，他的父亲控制欲强，又极端刻薄。当他没有达成父亲的不合理期望时，父亲就会责骂他："你这个懒鬼。你怎么回事？别人都能做好，我看你就是一个废物。"

当我试图让雷谈谈受虐时的感受时，他却一笑了之："没什么，他也是为我好。"

我下定决心要帮助雷，让他悲悯自己的遭遇，而最好的办法就是向他传达我的悲悯。"当你说你的父亲怎么对待你时，我真的感到很气愤。"我告诉他，"即使他是你的父亲，也没有权利对你那样说话，我很伤心。他残忍地对待你，攻击你的性格，你肯定很伤心。你努力做到最好，但对你的父亲来说，却永远不够。我想当你的父亲骂你懒、说你软弱时，你肯定深感羞辱。对于发生在你身上的事情，我感到很难过。"

起初雷与我争论："他真的需要我把栅栏上涂上油漆，是我没有做好。"

"但你觉得一个孩子能在一天之内完成这项工作吗？是不是你父亲的期望太高了？"

"他只是想让我学会负责任。"

"是的，但是你父亲这么对你是不是太残忍了？他应该骂你吗？"

接下来的几个月，我继续帮助雷认清他父亲曾在情感上虐待过他，而他也因受虐待感到羞耻。我继续对他的遭遇表示悲悯，直到雷承认或许真的是父亲对自己太苛刻了。

下一步就是鼓励雷悲悯自己。他开始意识到自己当时毕竟只是一个小孩子，而父亲对他的期望太高了。他告诉我，他生平第一次觉得自己不是一个一事无成的人。

在消除一些羞耻感后，雷便能客观地看待自己的行为。没过多久，雷就意识到自己对妻子所做的事情与父亲对自己做的如出一辙。他意识到，要求妻子按照自己的话做，是因为他想像父亲那样控制自己的妻子。当妻子不顺从时，他觉得自己再次被羞辱，因此而发怒。"我想像个男人一样，掌控一切。当她不听我的话时，我就觉得自己很失败。"

理解自己并联系自己的遭遇后，雷开始悲悯妻子的遭遇。当雷离开项目组时，我不再担心他会继续虐待自己的妻子，当然，我也不敢完全保证。

六个月后，雷给我写了一封信。

亲爱的恩格尔女士：

　　我想向你表达深深的感激，感谢你对我的治疗。在我的生命中，从来没有人像你一样理解我，对我如此关爱。或许我也可以对自己多一些关爱。我从你身上学到了很多东西。最重要的是，我不想再用父亲对待我的方式来对待我的妻子和孩子。

　　附：我的妻子让我代她向你致谢。

雷

自我理解的机会

如果你已经变成了一个施虐者，那么我希望雷的故事能让你认识到，成为施虐者肯定是有原因的。事实上，我还没有遇到过一个施虐者没有被虐待过的情况。这不是借口，而是一种合理的解释。当你意识到这一点时，被他人理解和自我理解就会成为很有效的治疗工具。

为了防止自己重新进入儿时遭受过的虐待或漠视循环，或者为了制止自己已经做出的某些行为，你首先要做的就是，将施虐者的行为与自己目前的行为联系起来。以下练习会帮助你认清自己的行为与父母或施虐者的行为有多么类似。

练习：你与你的父母有什么共同点

在做这个练习时，你可能需要三四页纸。

1. 在第一页纸上，写下你的母亲曾经或现在漠视或虐待你或他人的方式，包括言语批评和行为。

2. 在第二页纸上，写下你父亲的漠视或虐待行为、态度和语言。

3. 如果你由其他人养育成人（养父母、祖父母等），那么单独写出这些人的漠视或虐待行为及态度。

4. 在另一页纸上，写下你漠视或虐待自己的孩子、伴侣或其他人的方式。写完后，只给自己看，不需要给别人看。在写的过程中你肯定会觉得很困难、很痛苦，你甚至可能想对自己撒谎，或者把列表扔在一边。如果是这样，那么就提醒自己，你是在为消除羞耻感、打破虐待循环而做努力。深呼吸后再试一次。记住，虽然写的过程很困难，但很重要，这决定了你是打破虐待循环还是继续把虐待传递给下一代。想象一下，如果你现在不诚实对待自己，那么将来面对自己一手酿成的苦果又会有多困难？

5. 对比你所写的列表，找出自己漠视或虐待他人的方式与父母的有哪些相似之处。

虐待和漠视的潜在后遗症

除了继续陷入虐待循环之外，虐待和漠视还有一些其他不易发现的后遗症。例如，遭受过虐待或漠视的受害者常常不能够正确地看待伴侣、孩子和同事。他们用早已被恐惧、怀疑、愤怒、痛苦与羞耻所扭曲的有色眼镜看待他人，无中生有地认为他人嘲讽、排斥、背叛和遗弃自己。他们自卑、敏感、感情用事，容易出现控制失衡的问题——要么千方百计想要控制他人，要么很容易被人控制。被漠视和虐待过的人常常很难信任自己的伴侣，他们重复着父母所做的事情，把伴侣看作敌人，而非朋友。为人父母后，他们也很难在不激起自己对往日回忆的情况下发现孩子的需求和痛苦。他们不允许自己的孩子犯错误，认为孩子犯错是对自己的侮辱，使自己成了不称职的父母。在工作中，他们会把父母以及兄弟姐妹对他们所做的事迁移到领导和同事身上。想一想被漠视和虐待对你造成的影响。在以下练习中，列出虐待和漠视是如何影响你对自己和他人的认识的。

练习：虐待和漠视不易察觉的影响

虐待从以下几个方面影响了我如何看待自己：＿＿＿＿＿

虐待从以下几个方面影响了如何我看待他人：＿＿＿＿＿

练习自我理解

虽然有些人的适应性很强，但是儿童虐待对受害者存在长期的影响，这一点我们已经探讨过了。压制自己，让自己的行为更正常、更容易理解，这些并不会阻止你继续做出一些具有破坏性的行为。事实上，这只会让你的自我感觉更糟，失去改变自己的动力。自我理解是很有用的方法，它能让你不再增加已有的羞耻感，转而驱动你去成长、改变。

自我理解的首要目的之一，就是让你停止周而复始的自我批判，把注意力放在理解自己的错误和失败上。不要再为自己的错误和失职责怪自己，你要开始相信自己的作为和不作为都是有原因的，这种想法很重要。做到这一点你就迈出了很大一步，而如果你想摆脱羞耻感，这也是必不可少的一步。

当你过于为目前或以往的行为批评自己时，那么这也是你需要迈出的一步。看一看你在本章已经做过的练习。这些练习能够让你看清楚，自己的哪些行为会突然让你批评自己。当你开始批评自己时，请提醒自己："鉴于我在儿童时期的遭遇，我有这个症状或我表现出这种行为是情有可原的。"或者，只是平静地、富有慈悲心地对自己说："我这样做是可以理解的。"随着时间的推移，你的内心会渐渐理解自己。

如同我们在前面讨论过的那样，受害者常常带着羞耻感和焦虑看待自己的创伤症状。当自己的症状给自己和他人带来困扰后，他们会自我评判，感到羞耻。请不时地提醒自己，那些让你感到羞耻的行为，对你而言其实是有效的应对方法和生存技能。这些行为根深蒂固，并不是因为你蠢笨、邪恶。恰恰相反，对你来说，这些行为在应对难以忍受的焦虑、恐惧、痛苦和羞耻感时，是明智、有效的方法。

不管你以前或现在犯了什么错，不管你现在是身陷苦海继续受害还是摇身一变成了施虐的一方，通过练习自我理解（自我悲悯的要素之一），你能认识到，你现在的行为与儿时的成长环境有关。以慈悲心看待自己的遭遇，最终你会自强自立。

第 8 章

自我宽恕

真正的坦白是坦诚地所作所为，从而获得灵魂的洗涤。

——莫德·皮特（Maude Petre）

自我宽恕是至关重要的一步，可以帮助你摆脱折磨人的羞耻感。没有什么比从虐待及虐待的影响中康复更重要的了。

自我宽恕对那些想要从虐待及其影响中康复的人来说必不可少。它的作用机制是这样的：消除的羞耻感越多，就越能看清自己，无论是好还是坏。你会变得容易接受他人及他人的反馈，而不是硬心肠地把他人推开。你会认识到并且承认，自己是如何伤害自己及他人的。你与他人的关系也会随之获得改善，并且加深。更重要的是，你与自我的关系也会得到改善。

如果说慈悲心是消除羞耻感的解药，那么自我宽恕则是治愈羞耻感的良药。自我悲悯能够中和羞耻感，消融其所释放的毒素。自我宽恕则能够舒缓身体、意识和心灵，让人远离羞耻感带来的痛苦，促进整个治疗过程。

你需要原谅什么？首先，你要原谅遭受过虐待的自己，不让自己深陷其中。正如朱迪思·维奥斯特（Judith Viorst）在其著作《必要的丧失》（*Necessary Losses*）中所写的那样："你可能为自己从未犯下的罪行忏悔了一辈子。"我之前说过，受害者倾向于为虐待责怪自己，这是因为他们不愿意感受脆弱和失控。如果你继续因受虐责怪自己，你就仍有一种自己可以掌控一切的错觉且竭力躲避虐待带来的无助感。同样，如果你继续为施虐者对你所做的事情责怪自己，你就仍无法面对由自己所在乎的人带来的抛弃、背叛和失望感。

其次，你需要原谅自己因遭受过虐待而伤害过他人，这包括你的所有作为和不作为，以及对他人造成的各种伤害。最后，你需要原谅自己因遭受过虐待而伤害过自己。在本章中，我会指导你完成这三个任务。

自我宽恕的障碍

正如之前你对自我悲悯的无比抗拒一样，在这里你可能也会对自我宽恕有所抵触。也许，你把自我宽恕看作是放纵自己，认为自我评判才是提高自己的唯一方法。但是，消极的自我评判和自我责怪反而会影响个人各方面的提升。你越为曾经的行为感到羞耻，自尊心就越受挫，就越没有动力改变。不宽恕自己，你内心的羞耻感会促使你拒绝正视自己的缺点，不接受他人的批评和指正，以此避免更多的羞辱。

幸运的是，你可以改变自己的行为，并同时宽恕自己。事实上，你越宽恕自己，就越有动力改变。自我宽恕给你打开了一道改变自己的大门，能够让你释放抗拒，加深与自身的联系。

影响自我宽恕的另一个障碍，就是你对施虐者的保护或原谅。但更重要的是你要原谅自己。当你明白不该将受虐归责于自己，你只是无力抵抗或十分信任施虐者，甚至只是倒霉地出现在了施虐者的周围，你就能更容易原谅自己，觉得自己有权利向施虐者发泄愤怒。

另一个让你很难原谅自己的原因，是你希望自己做一个"好人"，无论在他人眼里，还是在自己眼里都是一个"好人"。这种想要做"好人"的需求是因为你的父母或其他监护人对你有着不合理的期望。当你犯错时，他们严惩你或抛弃你。现在你可能发现，你对自己也是那么苛刻、无情。

最后，你可能会问："为什么我要原谅自己？这又帮助不了那些我已经伤害过的人。"而最好的答案是：如果你不宽恕自己，内心的羞耻感会驱使你继续伤害自己和他人。宽恕自己能帮助你在另一个层面上消除自己内心的羞耻感，让你成为一个更好的人。不再憎恨自己，你才能真正扭转自己的人生。

宽恕受虐本身

自我宽恕始于受虐，也终于受虐。希望在读完前文后，你已经不再责怪自己。但对有些人来说，不管告诉他多少次，不该为儿时受虐责怪自己，他仍然不信，他只相信自己要为虐待的发生负责。那些被父母虐待以及遭受过性虐待的受害者通常对此深信不疑。出于多种原因这两类受害者无法不自责。在本节中，我会探讨这一问题。

不再否认

受父母（或其他重要监护人）虐待的受害者倾向于责怪自己，主要是出于一种否认的心态。我们之前讨论过，否认是强大的防御机制，能让我们免受痛苦和创伤的折磨。否认允许我们自我封闭或忘记由严重的身体和情感创伤导致的痛苦。儿童虐待和漠视的受害者常常否认发生在自己身上的事情，以此弱化虐待带来的伤害。如果不这么做的话，他们就需要面对难以忍受的事实：家人居然用如此残忍的方式对待自己。

出现这种现象的主要原因之一，就是孩子很爱自己的父母并试图将父母理想化。他们坚信父母永远都是对的，即使对他们做出残忍的行为也是爱的表现。这是我们与生俱来的信仰。孩子依赖父母，在乎父母，为了维持对父母的信任，他们拒绝承认父母的行为存在问题。他们会尽一切可能为自己的遭遇寻找借口，以此为父母开脱。孩子无法逃避或改变父母不仅不爱自己，反而残忍虐待自己这一事实，久而久之便会在脑中改变对虐待事件的看法。他们要么将虐待从意识和记忆中抽离，认为根本没有发生过虐待；要么就弱化、合理化虐待，为虐待寻找借口，使得发生的事都算不上是真正的虐待。

当站在父母的角度解释漠视和虐待行为时，孩子最常用的方法就是责怪自己。他们倾向于以自我为中心（认为自己是始作俑者），并且对父母依恋的需求也强化了这种倾向。

当受害者长大成人后，他们否认父母或其他监护人虐待自己的另一个原因在于这一事实会引发以下问题：

- 在父母或其他家人对我做出这些事后，我要和他们保持何种关系？
- 为了打破虐待循环并从虐待中康复，我需要为父母的不公对待与他们对质吗？
- 当虐待或漠视过我的人围绕在我孩子的身边时，我的孩子安全吗？

一些受害者宁愿否认事实，也不想处理这些问题。如果你担心上述这些问题，请不要让它们阻碍你面对发生在自己身上的事情。你有权利知道事实，并且在了解事实后，你才能真正获得自由。了解事实才能帮助你摆脱羞耻感，打破虐待循环，从而不会再用自己被虐待的方式对待自己所爱的人。

直面事实会带来巨大的痛苦，你很可能会时不时地想否认虐待事实。你需要时间和勇气接受这个残忍的事实：你最爱的和最该爱你的人居然会忽视或虐待你。你需要时间明白，对你很好的人竟漠视过或虐待过你。你需要花时间和精力处理虐待、漠视、背叛、遗弃和排斥带来的痛苦，而这些痛苦从儿时起便一直困扰你。给自己一些时间，让自己足够强大，然后再去面对事实。你还需要建立一个支持系统，从而保证自己从情感上摆脱施虐者后不会感到孤单。在你对什么是真、什么是假拿捏不定时，一定要对自己有耐心。

施虐特质

通常，施虐者有一些可预测的特征、态度和行为模式。了解这些行为模式可以让你意识到自己不应该因受虐责怪自己。施虐者的大部分特征和行为都是源于其曾在儿童时期遭受过情感、身体或性虐待。（请注意：这些特征大部分是情感和身体施虐者所特有的，可能不适用于性虐者。）如果你在儿童时期遭受过情感或身体虐待，那么请对照以下描述看看是否与自己的施虐者相同。

施虐者的特征通常有：

○ 儿时遭受过情感、身体或性虐待，或者被遗弃；

○ 通常因他人的问题而大肆责怪对方；

○ 控制欲强，害怕失去掌控，渴望权力和控制；

○ 很难（或无法）与他人产生共鸣；

○ 不尊重人际边界，甚至强迫打破人际边界；

○ 对孩子、伴侣和周围的人有不切实际的期望；

○ 压抑自己的愤怒；

○ 控制不住自己的脾气或脾气火爆；

○ 渴望情感依靠，有依赖型人格倾向；

○ 容易冲动；

○ 担心被遗弃；

○ 高度紧张，处于亢奋状态；

○ 应对能力差；

○ 自私，自恋；

○ 年龄稍长或成人后，曾（在身体、言语或性方面）虐待过他人。

施虐者拥有一些共同的特征和行为，这意味着：施虐者之所以成为施虐者并不是由你造成的。在你出生或遇到他们之前，他们就已经是施虐者了。他们不是因为你固执、不听话、顶嘴、是一个难管的孩子而在情感或身体上虐待你。他们的情感组成和过往遭遇就注定了虐待的发生。这些施虐者就像定时炸弹，随时会爆炸，而你恰巧处在爆炸范围内。

施虐者的观念

除了一些共同的背景和性格特征外，施虐者还会对自己和他人有一些特定的想法，这促使他们在情感或肢体上对他人施暴。这些想法奠定了他们的人际关系模式，并引发施虐行为。这些想法包括：

○ 自己永远是对的；

○ 错的总是他人；

○ 自己的需求比他人的需求重要；

○ 他们有权利要求他人按照自己说的去做，如果他人拒绝就立马成为自己的敌人；

○ 自己高人一等或比大多数人更优秀（更聪明、更有能力、更强大），因此值得被特别对待或重视；

○ 其他人的感受不重要；

○ 对他们的行为有所抱怨的人都过于敏感或苛刻；

○ 他们不能信任任何人，而他人却总想取信于他们。

如果你的父母（或成年伴侣）有上述多种想法，那么他就拥有虐待型人格。这意味着在大部分关系中他都具有施虐倾向，尤其在拥有绝对力量，比如面对孩子时，会虐待对方。

了解虐待型人格的存在，以及这种人格的外在表现，能够让你意识到儿童虐待的罪魁祸首只有一个：施虐者。虐待永远都不是孩子的错。不要再为虐待经历责怪自己，不管当时的情境如何，都不是你的错。当一个孩子面对虐待时，当然会束手无策。

原谅自己曾被性虐待

儿童性虐待的受害者通常会为虐待本身深感羞耻，而内心的羞耻感会导致他们做出一些自我毁灭的行为：通过暴饮暴食、酗酒、吸毒、抽烟和自残虐待自己的身体，容易出事故，阻挠自己成功，诱导他人惩罚自己。内心的羞耻感促使你固守自己的问题和痛苦，让你觉得自己应该受到惩罚。你可能一生都在用一段又一段糟糕的个人关系，或者一次又一次生病惩罚自己。

尽管在理智上你知道性虐待的发生并不是自己的错，但内心还是会因为遭受过性虐待无法原谅自己。例如，你会因为自己的屈从和消极责怪自己，因为没有反抗施虐者责怪自己，因为没有把虐待告诉他人责怪自己，也会因为自己的身体因施虐者的触摸有所反应感到羞耻。

记住那时你只是一个孩子

很多受害者不断地感到羞耻，不断地责怪自己，因为他们认为是自己默许了性虐待的发生。但最重要的是你要明白，你不该为因性虐待做的所谓选择而负责任，因为你根本没有选择的自由。只有当你明白自己行为的后果以及不受胁迫、贿赂、恐吓、威胁时，你才有选择的自由。当时你只是一个孩子，你没有能力做出这样的选择。现在我们已经知道，即使是青少年，他们的心智也没有成熟到可以做出自由的、有意识的选择。

请不断提醒自己，当虐待发生时，你还是一个孩子，这会让原谅自己变得容易一些。受害者常常觉得在虐待发生时他们比自己的实际年龄大，这是因为他们在儿时就承担起了成人的责任，或者因为父母像对待成年人一样对待他们并对他们寄予不合理的期望，抑或因为他们经历了过多的苦难。但毫无疑问，不管你觉得自己有多么成熟，你也只是一个孩子，心智是孩子的心智，身体是孩子的身体。

更重要的是要记住，你和成年人相比力量悬殊。因为你是一个孩子，在解救自己时能力有限。如果你想逃跑，你能去哪？如果你想倾诉，又有谁相信你？如果你想抗争，你又有多大机会能阻止施虐者虐待你？

练习：提醒自己只是一个无力的孩子

1. 下次在遇到与你第一次被虐待时年龄相仿的孩子时，好好地看一看他们。选一个与当时的自己一样大的孩子，仔细地观察他。

2. 留意一下，这个孩子与周围的成人相比是多么弱小。

3. 想一想，成人或年龄较大的孩子要是欺负这个孩子或不让他离开是多么容易。

4. 反思一下，这个孩子对身边的成人是多么依赖。例如，这个孩子看起来很独立，但他还是需要父母或监护人给他喂饭、穿衣，带他出门。

下面是我的来访者莱恩在做这个练习时所做的观察：

"当时我在观察一个大约 9 岁的小男孩。他看起来很坚强，当他的妈妈在商场和别人说话时，他就与年龄稍大的孩子一起玩耍。他和那些孩子一起叫喊，一起打闹。我听见他在吹嘘自己有多强，学了空手道等。突然，一个体格较大的男孩拽住他的一只胳膊，把他的胳膊扭到了他的背后。小男孩挣扎着，努力想要挣脱，但却徒劳无功。在那一瞬间，他看起来是那么弱小，那么无助。"

"观察这个孩子提醒了我，在我 9 岁的时候，我也觉得自己很强大，任何人和事都伤害不了我。但是，那只是幻觉。我一点都不强大，我不能抵抗对我施虐的人。我太弱小了。我一直都在自欺欺人，并认为如果自己想反抗，就能做到。其实我毫无胜算。"

原谅自己回到施虐者的身边

尽管你已经意识到自己是无辜的，没有促使虐待发生，也没有选择被虐待，但你可能还是会因为虐待的其他层面责怪自己，比如虐待发生后，你不断地回到施虐者的身边。如果真的是这样，请回想虐待发生时的情况。你是不是因为孤独或施虐者给了你很多关注，你才回到施虐者身边的？施虐者是不是给你糖吃或允许你打游戏？如果是的话，请记住，你只是一个孩子。你不能为自己儿时做的选择负责，那时的你还小，心智还不成熟，无法做出明智的决定，无法做出正确的选择，在照顾自己这方面也是如此。对孩子来说，受到关注远比身处受虐危险更重要。并且你也不知道虐待会对自己心灵造成多大的伤害。

原谅自己回到施虐者的身边。原谅自己曾在儿时做的所有事情（由虐待导致的），比如，虐待发生后的撒谎和偷窃行为，开始与其他孩子发生性行为，将其他孩子带入虐待场景中，或者伤害自己的宠物。你受到了伤害，你很气愤，你感到很羞耻。你不能向施虐者发怒，所以将怒气撒到比你弱小的人身上。你讨厌自己的软弱和无助，所以你也会讨厌像你一样软弱的人。利用以下练习获得你所需要和应得的自我宽恕。

练习：原谅自己曾被性虐待过

1. 列出所有你感到羞耻和责怪自己的地方。例如：

　　○ 我因没有拒绝虐待感到羞耻。

　　○ 我因没有告诉其他人感到羞耻，从而让施虐者继续虐待其他孩子。

○ 我因让施虐者产生性兴奋责怪自己。

○ 我因把其他孩子带入施虐者的家中感到羞耻。

○ 我因明知我的哥哥在性骚扰我的妹妹，而我却没有保护她责怪自己。

2. 针对你列出的每一项，找出至少三个你觉得你当时为何这么做的原因。例如：

○ 我没有拒绝虐待是因为我很害怕。

○ 我没有拒绝虐待是因为我觉得我必须在意他的感受。

○ 我没有拒绝虐待是因为我不明白施虐者在对我做什么。

3. 现在针对每一项，完成下面的句子：

_____不是我的责任，因为_____。例如：

○ 没有拒绝虐待不是我的责任，因为我当时只是一个孩子，我觉得大人让我做的事情，我必须去做。

○ 没有告诉他人不是我的责任，因为我害怕他会杀了我。

4. 现在针对每一项，完成下面的句子：

我原谅自己_____。例如：

○ 我原谅自己没有拒绝虐待。

○ 我原谅自己没有把事情告诉他人。

5. 在完成上面的句子后（你所列出的每一项都要做填充句子），看一遍，然后大声读出来。读完每一项都深呼吸一下，真正记在心中。

原谅自己的身体

如果你曾被性虐待过，你的身体可能会对施虐者的触碰有所反应，不管你的内心有多么抵触，多么抗拒。一些受害者尽管遭到了虐待，也很憎恶施虐者或很恐惧，但在被虐待的时候出现了性高潮。这种体验会让你觉得你的身体背叛了自己，从而难以原谅自己的身体。孩子不知道身体在没有得到自己的允许下也会有反应，甚至是出现配合施虐者的反应。你可能会觉得自己是想要发生性行为的，否则自己的身体为什么会有反应？除此之外，施虐者可能还会利用你的身体已经产生反应这一事实让你相信你想要发生性行为。

尽管这听起来很奇怪，但是你需要原谅自己，原谅自己的身体在被虐待时产生了反应。你要原谅在虐待中被触碰过的身体部位，你要原谅它们在虐待中产生了兴奋感。

你是无辜的，你的身体也是无辜的。不要再惩罚和厌恶自己的身体了。这一切都是自然反应——对刺激敏感，对触碰有所反应，身体因抚摸产生兴奋感等，这都是施虐者所引起的。你的身体很好，很正常，别再厌恶它了。你的身体没有背叛你，只是被施虐者操控了而已。

自我治疗仪式能够让你感到重生、身体被清洗以及焕然一新。将自我治疗仪式结合到以下练习中，可以帮助你有效地原谅自己的身体。

练习：原谅并净化你的身体

1. 针对在性虐待中涉及的你的身体部位，或者你感觉背叛了自己的身体部位，完成下面的句子："我原谅你_____，因为_____。"

2. 洗个热水澡，或者把自己浸泡在浴缸里。想象一下所有的虐待残留物，特别是你的羞耻感和自我责怪，都通过皮肤被浸泡出来。想象羞耻和污秽从你的生殖器、乳房、嘴巴、肛门，以及任何一个被施虐者玷污的身体部位流淌出来。

3. 现在想象一下，把悲悯和爱注入到自己的体内。想象一下自己的身体现在已经是完整纯洁、没有羞耻感。从浴缸中出来后，你会觉得自己从内到外都被清洗干净了。

原谅曾对他人造成过伤害

原谅自己对他人造成过伤害可能是你在消除羞耻感过程中感觉最困难的事情。事实上，这可能是你人生中最难做到的事情，尤其当你陷入虐待循环，用自己曾遭受过的虐待的方式虐待他人的时候。例如，你很难原谅自己曾虐待过孩子。毕竟，你比谁都清楚虐待对孩子的创伤有多大，你也明确地知道虐待带来的羞耻感会摧毁人的一生。下面是一些来访者就他们所感受的羞耻分享给我的话：

- "我怎么能用我被虐待的方式虐待我的孩子呢？我知道被父亲殴打给我带来了很大的创伤，而我又对我的孩子做这样的事情，这是不可原谅的。"

- "我答应过自己，我不会用别人对待我的方式对待我的孩子。但是，让我觉得惊恐的是，我对我的孩子说出了我的母亲对我说的话。那些让人羞耻、崩溃的话。比如：'我厌恶你。怎么生了你这样一个人。'我怎么能原谅自己对最爱的人说出这些话呢？"

- "我觉得自己是一个怪物。性侵女儿带来的羞耻感是那么强烈，强烈到我难以描述。我不应该那么对她。我毁了她的人生。她肯定觉得我背叛了她。她肯定很憎恨我，我不怪她。"

尽管原谅自己给他人带来的伤害看上去很难，但好消息是还是有一些有效方法可以帮助你做到。下文会提到这些方法，其中包括：加深自我理解，培养普遍人性，逐步原谅自己，寻求权威人物的谅解。

在了解这些方法的同时，思考一下哪些与你的联系最为紧密，哪些途径最能与你及你的状况产生共鸣。

自我理解带来自我宽恕

在前面一章中，我们试图帮助你逐渐理解你身上的那些虐待后遗症。如果你不断地提醒自己，由于儿时遭受过虐待而陷入虐待循环是情有可原的，那么你会为自己的行为负责，而不是进一步责怪自己。现在，既然你已经知道为什么自己会采取某些举动，那么你就更有可能原谅自己的不良行为。明白创伤给自己带来的问题难以控制，可以帮助你原谅自己曾给他人造成的伤害。例如，理解自己的各种成瘾行为，不管是酗酒、吸毒、性成瘾、暴饮暴食、购物狂，还是赌博，都是一种应对焦虑和恐惧的自我治疗，从而使自己不再为成瘾行为给亲密之人带来的伤害感到自责。理解虐待孩子或伴侣，以及允许他人虐待自己都是由过去的虐待经历所致，这能让你不再为以上行为而惩罚自己。

理解自己为什么会成为漠视或虐待孩子的父母

当人们面临压力、适应新的情境或处在能够激发创伤记忆的环境中时，创伤（比如童年时期遭受虐待）的长期影响就会凸现出来。不幸的是，有些父母会同时创造出以上三种情境。尤其是初为人父（母）的年轻家长，生儿育女对他们而言是一件非常头疼的事情，并且很多时候都会唤醒他们的童年创伤。这为日后他们虐待自己的孩子埋下了隐患。

此外，可悲的是，在儿童时期被虐待或漠视的人往往比那些没有此类遭遇的人更容易虐待或漠视自己的孩子。除了本章所列的施虐特质外，可能还会有其他的倾向性促使他们对孩子抡起拳头或漠视孩子，其中包括：难以与自己的孩子共情；过分自我（从而对孩子的行为反应过激）；因自己缺乏自信而在孩子身上过分投资，刻意要求孩子表现得胜人一筹（从而使自己成为别人眼中的好爸爸或妈妈）；为弥补内心的羞耻感或缺乏的自信心，要求孩子无条件地在乎你、尊重你。

导致父母成为施虐者的另一个原因常常被忽视，那就是在孩子的身上看到了自己的软弱。被伤害过的人可能会厌恶和鄙视软弱。如果你在孩子身上看到这种软弱，就可能会想起自己脆弱的一面，回忆起被伤害的过往，从而点燃心中对自我的憎恨，并把这种怒气发泄到孩子身上。

了解做称职父母的重要技巧

尽管没有所谓的父性特质或母性特质，但大部分称职的父母都有一些共同的性格特征：耐心、灵活、能够容忍外界的干扰，能够长时间地舍弃自己、照顾孩子而不生怨恨愤怒。不幸的是，儿时被漠视或虐待过的父母常常缺乏这些性格特质，一方面因为他们没有好的榜样可以学习，另一方面因为他们所受的创伤抑制了这些性格特征的发展。

要成为称职的父母所需要具备的其他能力有：

o 在情感上与孩子很亲密；

o 用积极的方式处理压力；

o 为自己的消极情绪寻找合适的释放渠道；

o 让其他成人而非孩子满足你的个人需求；

o 对孩子抱有合理的期望；

o 无条件地爱护你的孩子（尽管你对他们的某些行为感到不满）；

o 愿意投入大量的时间和精力照顾孩子、满足孩子的需求，而不把怒气撒到孩子身上，也不会刻意地让孩子产生愧疚感；

o 想要保护自己的孩子。

再强调一下，被漠视、虐待过的经历可能会阻碍你发展出以上这些能力。例如，如果你的母亲没有和你建立起亲密的情感纽带关系，那么你可能会发现，自己很难与孩子培养出亲密的关系；如果你的父母将本来该由其他成人满足的需求转投于你，那么你可能也会在自己的孩子身上重复这一模式；如果你的母亲没有保护你远离施虐者，那么在生活中你可能也无法为自己的孩子阻挡暴力的欺凌。

所以，原谅自己吧。你只是不知道而已，也没有人指导你，你已经尽力了。

普遍人性与悲悯自己

克里斯汀·聂夫将对人类共同经历的认识称为"普遍人性"，并视其为自我悲悯的第二基本要素。她认为普遍人性是指人无完人，每个人都有可能犯错，那些功败垂成、悔不当初的事无可避免。

事实上，每一个人都至少会对另一个人造成伤害，影响他的生活。认识到这一点，认识到你并不是个例，你就会悲悯自己，原谅自己。悲悯自己并不意味着你不需要为自己的行为负责（这一点我们在后面会有所涉及到）。自我悲悯会让你不再憎恨自己，让你用清晰的思路应对状况。不要再用愧疚感和羞耻感折磨自己，要悲悯自己的遭遇，悲悯那些被你伤害过的人，如此一来你便能清晰地知道该如何为他们提供帮助（在本章中，我们会讨论一些具体的方法）。

普遍人性这一概念的另一层意思是认可我们的生活都是相互关联的。事实上，我们是谁，如何思考，怎样行动，这些都与其他人和事紧密交织在一起。换句话说，你如今的境遇并不是由你一个人造成的。你是继续遭受虐待，还是摇身变成施虐者，这些都并非无缘无故。你必须不断寻找促使自己陷入不健康行为模式的原因和条件。

当我们带着理解的眼光审视自己的错误和失败时，就会很清楚地看到，自己并非有意为之；即使是在极少数情况下，你的确做了一个有意识的选择，你的行为动机还是受到了虐待经历的无形影响。因为在你的内心潜藏着羞耻感，在对待他人时，你可能会紧闭心扉，即使自己的行为伤害到了他人，也选择视而不见。外部条件对你形成特定的行为模式也有一定的影响，这些条件包括遗传基因、家庭环境（包括父母之间交流的方式，以及他们与你的交流方式）、经济状况、家族历史和文化背景等生活环境。

正如克里斯汀·聂夫所写的："当我们开始意识到是无数的因素造就了我们时，我们便不需要为个人得失而太过在意……深入理解这种关联性能够让我们悲悯自己，因为我们已经尽了自己最大的努力做好上天赐予我们的一切。"

练习：你的罪过和失职

1. 写下你曾伤害过的人的名字，以及你伤害他们的方式。

2. 一个一个地浏览，然后写下自己作为或不作为的原因和条件。你已经将自己的负面行为与自己被虐待或漠视的经历之间建立起了联系。现在想一想还有没有其他因素，比如家庭暴力史、家族成瘾史，以及由经济和婚姻问题导致的压力等，相对微妙的因素。

3. 现在思考一下，尽管事出有因，你当时为什么没阻止自己伤害他人？例如，你是否因为内心充满愤怒而难以自控？你是否极度厌恶自己，所以才破罐子破摔，毫不介意伤害他人？你是否竖起了防御的心墙，所以不会悲悯被你伤害过的人？

4. 在了解了自己做出某些行为的原因和条件后，请尝试把普遍人性的概念应用在自己身上，即承认自己像其他人一样，不完美，会犯错误，甚至伤害他人。尊重自己的这种不完美。悲悯自己，原谅自己。

争取自我宽恕

如果你发现还是很难原谅自己，那么请扪心自问："为什么我不愿意原谅自己？"既然阅读本书是为了摆脱内心的羞耻感，那么，为什么你还是不肯原谅自己，让自己迈出这重要的一步呢？如果你的答案是"我不值得"，那么这是你的羞耻感在作祟。如果你仍觉得自己不值得被原谅，也许你需要做一些事情，争取得到自己的宽恕。你可以尝试下面的步骤来获得自己的宽恕。

负责任

怎样才能得到自己的宽恕呢？首先，你需要承认对自己和他人做过的错事。你要对自己坦白，对曾被你伤害过的人坦白（如果你还有机会这么做的话），否则你不会相信自己值得被原谅（另外，被你伤害过的人可能也不会愿意原谅你）。

禁锢在自己的错误中对谁都没有好处，包括被你伤害过的人。当你为自己的行为承担起责任时，内心可能会突然产生一股强烈的羞耻感，但是很快，羞耻感就会被自尊心和发自内心的自豪感取代。

为了做好准备，你需要花一些时间认真地想一想，自己的某些作为和不作为是如何伤害到了他人。你可以试着完成以下句子："我做了_____伤害了_____"或"我用_____方式让_____遭受折磨"。写出所有你对这个人造成伤害的方式，包括你的作为和不作为。

接下来就是寻找那些被你伤害过的人，承认自己对他们造成的伤害。但是你需要明白，被你伤害过的人有权利向你发泄愤怒，你也必须允许他们——在某些情况下你甚至还要鼓励他们——对你表达出他们的愤怒。有时候，承担责任还包括向他人，比如家庭成员，承认自己是如何虐待或漠视受害者的。但是，请事先确保在这一过程中不会有任何人在言语上虐待你和羞辱你。

道歉

在承认自己对受害者所做的事情时，还要发自心底、真诚地向受害者道歉，因为这么做于人于己都更有益处。儿童虐待的受害者最常说的话就是，他们想让施虐者承认对自己所做的事情，并且向自己道歉。想象一下，如果自己被他人欺负，那么你想要那个人做什么才能原谅他？大部分人会想要一个道歉。为什么呢？其实，我们想听的并不是一句"对不起"。我们需要施虐者为他们的行为负责，我们想要施虐者为对我们造成的伤害感到懊悔。

道歉可以融解施虐者内心羞耻感的保护膜。另一方面，如果你在做错事后没有感受到太多的羞耻，那么道歉也可以提醒你你所造成的伤害。向某人道歉通常会让我们感到卑微和耻辱。记住这种耻辱，当下次再想对他人实施有害行为时，你就会收敛很多。

当我们有勇气承认自己的错误、克服自己的恐惧，以及有勇气道歉时，我们就会发自内心地尊重自己。这种尊重反过来会影响我们的自尊心、自信心以及我们对生活的整体看法。当我向你道歉时，就意味着我对你很尊重，并且十分在乎你的感受。我正试图向你传达当时我并不是有意要伤害你，并且以后我会好好地对待你。如果你曾经虐待或漠视过孩子，那么你的道歉不仅会验证孩子的虐待经历，而且还会让他不再为虐待经历感到自责，即使这个孩子已长大成人。

如何真心诚意地道歉

"真心诚意的道歉"是指能够传递悔意、责任和弥补的道歉。具体包括：

○ 对由自己造成的不便、伤害或破坏感到后悔。对受害者表达悲悯，表明知道自己的行为（或不作为）深深地伤害到了他。

○ 愿意为自己的行为负责。为了让道歉更有效，你必须清楚你要为自己的行为或不作为负全责。这意味着你不能责怪他人，也不能为自己的行为找借口。

○ 表明意向，说明你愿意做一些事情弥补自己的过错。虽然你无法回到过去或改写历史，但你可以尽自己所能弥补造成的伤害。因此，一个真心诚意的道歉必须包括你有补偿受害者的打算，比如在某些方面为受害者提供帮助，或者承诺采取一些行动确保自己不再施虐。就情感虐待和身体虐待来说，你可以加入治疗小组或互助小组，以确保自己不再虐待他人。你还可以为受害者支付治疗费用，或者为相关组织捐赠财力或时间，以帮助其他受虐者走出困境。

寻求权威力量的宽恕

当我们面对自己曾经伤害过甚至严重伤害过他人的事实时，内心的愧疚感和羞耻感可能会将我们压垮。通常，真正实现自我悲悯和自我宽恕的唯一方法，就是诉诸于某些超脱于个人的强大力量，并请求他们的原谅。

不管你信仰什么，只要努力向那些神圣而伟大的力量寻求安慰、悲悯和宽恕，那么你就能在原谅自己的道路上迈出一大步。比如，你可以简单地双手合十，祈求上帝原谅你的罪过，也可以用更加严谨有序的姿态为自己举办一个仪式。在犹太文化中，人们历来会在赎罪日期间寻求家人、朋友、邻居以及同事的原谅。

如果你已经从自己的错误中吸取了教训并发誓绝不再犯，那么就没有必要再觉得羞愧。原谅自己，忘记自己曾犯过的错误。评判自己只会让我们意志消沉，失去自信和改变的动力，还会阻止我们从错误中吸取教训。自我评判还会吸引更多人对我们评头论足，使得我们始终处于消极状态或总是停留在内心消极的人群周围。

如果你发现，自己的内心还是为过往行为对他人造成的影响充满愧疚，那么对你来说，你要意识到自我宽恕最有效的方法，就是发誓自己再也不会做出那些恶劣的行为，再也不会伤害他人。

原谅曾对自己造成过伤害

原谅曾对自己造成过伤害和原谅曾对他人造成过伤害同等重要。有时候，你对自己的伤害显而易见：酗酒、吸毒、抽烟、吃垃圾食品、暴饮暴食或催吐催泻、尝试自残以及进行无保护措施的性交等，这一切都让你的身体千疮百孔。原谅自己所做的类似事情。当初不爱护、不尊重自己的身体，是因为你内心隐藏着深深的羞耻感。你厌恶它，是因为在你眼里，身体是痛苦和羞耻之源。你让身体挨饿，是因为小时候你的内心缺乏爱护和关怀。你摧残自己的身体，是因为其他人对它百般蹂躏，而你觉得这是它罪有应得。你对自己的身体毫不在乎，是因为在成长的过程中没有人珍惜过它……此时此刻，原谅自己吧。

原谅自己所做的一切玷污灵魂、破坏形象、泯灭尊严的事吧。例如，原谅自己的挥金如土或偷窃行为；原谅自己嗜赌成性，以致卖房抵债；原谅自己出卖肉体或插足他人的婚姻；原谅自己与所鄙视的人发生性关系，或与他人发生让自己觉得恶心的性行为。

通常，你对自己的精神造成的摧残，远比对身体或自我形象的显性伤害更难察觉。我们在本书中谈到了一些隐性伤害，比如把爱你的人推开、不信任自己、对自己苛刻、对自己设定不合理的期望等。你也需要在这些方面原谅自己。那个时候的你懵懂无知，你已经尽力了。你只是按照别人说的去做。你把爱你的人推开，是因为你害怕信任他人，你认为自己不值得被爱。你不信任自己，是因为在成长的过程中没有人信任你。你对自己太苛刻，是因为你的父母或其他监护人对你过于严厉或抱有不合理的期望。原谅自己吧。

你也要原谅对自己的其他隐性伤害方式。原谅自己常常被他人和自己误解。你被误解是因为你内心的羞耻感在作祟：内心的羞耻感让你躲避他人，抑制你表达自我，阻止你说出真心话和做出真心之举，使得你所看到的与你感受到的截然不同，让你心直口快、言不由衷。你的当务之急是原谅自己被误解。你也想让人们了解和接受真正的你。你也想让自己的感觉和知觉得到验证。你也想被关注、被倾听。原谅自己曾不知道如何展示真实的自己，如何恰当地表达自己。原谅自己没有给他人创造真正了解自己的途径。

练习：谅己信

1. 写一封寻求自我的宽恕信。原谅曾对自己强加伤害，原谅曾像父母或施虐者那样虐待、忽视自己的身体，原谅曾对自己过于苛刻，原谅曾自我封闭，原谅自己的行为方式总被他人误解。

2. 不要试图一口气写完这封信，你可能要花几天甚至数周时间写这封信。慢慢来，想清楚你曾伤害自己的所有方式。

3. 在写信的过程中，尽可能地悲悯自己。如果你觉得自己又开始自我评判了，那么就先停下来。要么做一下本书中的自我悲悯练习，要么重新读一下本书中能够让你回想起自己为何产生某些行为的内容（例如，第 7 章的"自我理解"部分）。然后继续以悲悯自己的心全神贯注地写这封信。

自我宽恕对消除羞耻感的意义在于，它比你做的其他任何努力都有效。原谅自己曾被卷入到虐待事件中，因为你是一个无辜的受害者，本不应该被虐待。原谅自己曾再次重演虐待经历，因为你已经知道，那时的自己内心充满羞耻感，是羞耻感让你对自己和他人做出可怕的行径。

第 9 章

自我接纳

疗愈自我就是全心全意地做真实的自己，无论脆弱或坚强，冷漠或热情，紧张或平和，残缺或完整，吝啬或慷慨，坦诚或委婉，躁动或沉静，牵绊或自由。

——保拉·艾伦（Paula Gunn Allen）

自我接纳是自我理解和自我宽恕的自然结果。一旦你开始理解自己的行为，并原谅自己过往的行为和不作为，那么你就能接纳现在的自己。自我接纳并不是为自己的行为找借口，也不是在不良和冒险的道路上越走越远。它是指敞开心扉接纳自身的缺点和过错。接纳自己实际上是对自己说："我承认我不完美，但我接受这样的自己。"

不幸的是，与很多儿童虐待的受害者一样，你往往很难这样看待自己。相反，你对自己极为苛刻严厉，力求事事完美，每次犯错或没达到预期目标时，便毫不留情地责骂自己。原谅自己曾犯过的错，可以帮助你摆脱由童年虐待引发的羞耻感，而自我批判和拒不原谅，只会让你的羞耻感不断加剧。

改变自己有很多方法，但至关重要的仍是接纳目前自身的缺陷、弱点和缺点等。每个人都渴望无条件的爱与接纳，而在成长过程中遭受过严厉批评的人更是如此。因为遭受过虐待的孩子总认为自己不够好，让父母失望，不受人怜爱。因此，对你来说，要努力接纳自己，满足自己儿时的渴望。

在本章中，我会用自我接纳练习帮助你改变充满羞耻感的人生。虽然摆脱羞耻感并非易事，但我相信你一定能做到。

以下内容和策略会让你不再对自己抱有不合理的期望，取而代之的是一些合理的期望。你将学会走出消极的思维模式，学会对自己耐心、关爱、爱护、宽容、接受、坦诚。而这一切，都是你生来就应有的权利。

我希望你能做到以下事情：

○ 不再羞辱自己，包括批判自我、力求完美和与他人比较。

○ 认识到，作为人类，每个人都有弱点、不足和性格缺失。这并不意味着你要停止尝试成为一个更好的人，但要明白你所能改变与所需改变之间的区别。

○ 纠正错误观念，明白人非圣贤，孰能无过，不可能不伤害任何人，不可能不破坏任何规则。固持己见只会加重你的羞耻感。

○ 即使错误难免或选择不当，你仍要努力接纳这样的自己。如果你能够原谅自己昔日的过错，让一切烟消云散，又何必为今日的无心之失而耿耿于怀呢？

最后，我希望你能重温第 6 章中的正念练习，一步步地学习接纳自己，并结合正念与自我悲悯，停止对自己求全责备。

内心的评判之声

自我接纳最重要的一步在于驱逐内心自我评判的声音，并培养由内而外的自我鼓励。每个人的内心都存在一个评判自己的声音，儿童虐待的受害者更是如此，他们内心的这个声音往往更震耳欲聋，更狠毒无情，也更根深蒂固。这不仅因为他们的受虐经历（以及虐待引发的羞耻感），也因为在他们的家庭环境中充斥着情感暴力。他们的父母至少有一人控制欲极强、专横跋扈且挑剔苛刻，因而每天他们接收到的只有负面和批判的信息。他们听到的不是父母之间的互相呵斥，就是父母对兄弟姐妹的无情责骂，再者就是自己不幸沦为他们评判的对象。

当孩子不断地受到评判时，便会潜移默化地将这些评判内化。父母的评判言犹在耳，就好像融入内心变成了自己的声音，这便是所谓的"对父母的内向投射"（introjected parent）。久而久之，内心评判的声音就会像父母的一样冷酷无情、挑剔苛刻。

如果你在儿童时期被漠视或虐待过，那么内心的评判之声很可能无时无刻不在贬低你对自我的评价。这些声音缥缈神秘，似乎已经渗透到身体的细枝末节，让人难以察觉其惊人的破坏力。有些人表示，他们能有意识地感受到或听到这种内心评判的想法或"声音"（尽管没有实际听到），但大多数人都对这种声音的存在浑然不觉。通常，只有在激起羞耻感的压力情境下人们才会意识到它的存在。例如，当你犯错时，你可能会听到内心有一个声音对自己说："你真傻。""你什么事都做不好。"在当着全班同学或一群人说话时，你可能会听见内心有一个声音对你说："你应该准备充分一点，看，要闹笑话了吧。""大家都看得出来你紧张得要命。"当你想要提高自己，比如回学校进修，你就会听见内心有一个声音对你说："开玩笑吧，你这么蠢，一门功课都通不过。""你有什么权利去进修？你还有其他事情要做。别这么自私。"

如何揪出内心的评判者

有时，要识别内心那个吹毛求疵的自己并非易事。你可能对内心评判的声音早已习以为常，认为其评判得合理正当。但是内在评判者的每一次负面评价和攻击都会让你意志消沉，直至溃不成军。

内在评判者扮演了很多角色，包括：

○ 设定难以达成的完美标准；

○ 批评自己的每一个错误；

○ 只要事情出错就责怪自己；

○ 辱骂自己，比如"蠢货""丑八怪""软蛋"；

○ 把自己与他人进行对比，尤其和有成就、有能力的人比，并发现自己不如对方；

○ 抓住自己的失败和缺点不放，忽视自己的成就和强项；

○ 放大自己的弱点，认为自己"总是搞砸个人关系""从来做不到有始有终""经常说一些没头脑的话"。

仔细分析一下这些自我评判，你便会意识到它们并非与生俱来的，而是他人——通常是父母——强加在你身上的。事实上，这些自我评判与你的真实想法和感受往往背道而驰。不幸的是，尽管你知道这不是自己的心声，但也难以弃之不理。你会觉得自己时刻暴露在周围人审视的目光中，担心自己被他人排斥或漠视。你甚至会在其他人身上看到自己的内在评判者，并在心中听到它说话。实际上，那些遭受情感及言语虐待的受害者的伴侣，通常像受害者的父母一样评判、挑剔受害者。

以下练习能帮助你将从父母那里接收到的负面评价统统清零。

练习：你的内在评判者 / 你的父母

1. 写下你的父母想要你做到什么，以及想要从你身上得到什么。他们想让你具体怎么做，以及为什么？他们是怎样传达这些期望的，又对你产生了怎样的影响？

2. 思考一下你的内在评判者采用了怎样的评判行为。这些你对待自己的方式如何反映出你的父母与你相处的模式？

病态的内心评判者

心理学家尤金·萨冈（Eugene Sagan）创造了"病态评判者"（patholo-gical critic）一词，以描述更为恶毒的内在评判者，他们会无情地批评和攻击我们。一个喋喋不休的病态内在评判者对我们的心理健康如一剂致命毒药，比任何创伤和堕落都令人害怕。这是因为即使你走出堕落，治愈创伤，但评判者却如影随形地批判你、责怪你、挑剔你。

病态的内心评判者驱使你去追逐不可能实现的理想，让你事事力求完美，永不停歇，永不满足。可悲的是，无论你多么功成名就、多么受人前呼后拥、多么引人注目，只要内心存在评判者，并且不断地谴责你、贬低你的成就，你便难以接受真正的自己。

回答以下问题，了解自己的内在评判者是多么根深蒂固：

○ 你是否花很多时间评估自己的表现、外貌、能力以及过往？

○ 你是否为自己设定了过高的标准？

○ 你是否很难达到自己设定的标准？

○ 你是否能容忍自己犯错？

○ 你对自我的感觉是否由自己的是非观决定？

○ 你对自我的感觉是否由能否达到自己或他人的标准决定？

○ 你是否经常担心自己做错事？

○ 你是否时刻被头脑中的评判声困扰，却又无可奈何？

○ 你是否经常把自己与他人或他人的成功进行比较？

○ 你是否经常嫉妒他人的成就？

针对以上问题，如果你的肯定回答超过两个，则可以肯定内心评判者主导了你的生活和认知。

但好消息是你可以逐步让过激的内心评判者噤声。在本节中，我会告诉你具体的操作方法。首先，留意评判者每隔多久以及在什么情况下向你传递负面信息。以下练习可以帮助你完成这项任务。

练习：留意评判的信息

1. 开始时，先留意评判者每隔多久以及在什么情况下向你传递负面信息。一旦听到内在评判者的声音，就在纸上做下笔记，或者用写日记的方式保持追踪。这些方法可以帮助你掌握内心负能量膨胀的频率。

2. 注意在什么情况下内在评判者特别容易向你传递负面信息。比如，尝试新事物时，完成某事时或有人称赞你时。

3. 写下听到的具体的评判内容也会大有帮助。由此你可判断出，这个声音在源头上出自何人之口（父母或其他重要的监护人），因为这个声音包含的信息和语调会让你想起在成长过程中（乃至现在）是谁总是如此对你说话。

驳斥内在评判者

尽管阻止内在评判者非常困难，但你也不能任其滋长、受其摆布。

当你感到脆弱无力或被暴露在众目睽睽之下时，评判的声音就会出现。一旦出现，它便呈螺旋型上升。因此对你来说，急需外化这种内在的对话，使其处于意识层面并减弱其力度。

驳斥是反抗和镇压内在评判者的唯一方法，而且要严词驳斥。尽管通过长期练习本章后面提及的策略可以让内在评判者从此噤声，但有时也需要果断出手，让嘈杂的内心立刻平静。就像你不能忍受仗势欺人者无情地批评你、压制你一样，你也无法容忍内在评判者一直打击自己的自尊心。

绝大多数人对驳斥内在评判者这一做法感到不安。内在评判者通常是父母的化身，驳斥内心评判者会让你以为是在跟父母顶嘴。如果你对父母心存畏惧，那这无疑是一件可怕的事情。如果你目前还不敢与内心的评判者据理力争，请循序渐进地进行，等自己足够强大、勇敢时，再驳斥你的内在评判者。

下面的话可以让你的内在评判者立即住口。请选择其中让你感到舒服、强大或能够宣泄你愤怒的话进行尝试。

○ 我不相信你！

○ 别误导我，停下！

○ 少跟我啰嗦！

○ 胡说！

○ 撒谎！

○ 我妈也这样骗过我。

用慈悲心对抗内在评判者

一旦你清楚了解内在评判者，知道它会说什么话，以及何时说话，那么你就可以开始利用自我悲悯来对抗内在评判者所传递的负面评价。

悲悯心不仅是羞耻感的解药，同样也能化解病态内在评判者释放的毒素。当你开始悲悯自己时，你就能让病态内在评判者沉默无言。

悲悯自己也能让你正确地审视自我的价值。当你悲悯自己，便能理解自己，接纳真实的自己，认为自己在本质上是善良的。即使犯错，你也会原谅自己。对自己的期望变得合情合理，所设定的目标也是可达到的。

当下次内在评判者再谴责你做了什么或没做什么时，请积极对抗，告诉自己：

○ "我已经全力以赴。"

○ "人非圣贤，孰能无过。"

○ "考虑到实际情况，我目前只能做到这一步。"

○ "我对现在的自己很满意。"

这不是在为自己找借口，而是悲悯自己虽已全力以赴，但仍不尽如人意。如果能以关爱、理解、悲悯的方式和自己交流，下次你就会有动力更进一步。

当我们攻击自己时，大脑中的某些通道会被激活，而当我们悲悯、支持自己时，另一些通道便会被激活。有时，由于善于攻击和批判自己，有些人便不能很好地发展出支持、鼓励自己的能力。所以，你需要改变这些自我攻击的思维模式。即便在犯错时无法完全摆脱自己内心的那个声音在说"你有毛病""你是白痴"，你仍然可以培养一个强大且积极的声音。你会发现，当这种积极的内在声音发展壮大后，就能快速有力、有理有据地应对内在评判者的攻击。

在第 10 章中，我会详细说明如何培养这种鼓励自己的内在声音，并在第 11 章中指导你如何进一步实施。现在，以下练习可以让你听到更多鼓励自己的内在声音。

练习：培养鼓励自己的内在声音

1. 舒服地坐下，闭上眼睛，做几次深呼吸。练习时，保持舒缓的呼吸节奏。

2. 右手放在心脏部位，将注意力和感知力聚焦于此。

3. 呼吸时，想象自己的心脏如鲜花般慢慢绽放。想象阳光与爱洒满心间，正消融你过往的伤痛。

4. 想象阳光与爱从心中流出，传遍全身。如果你发现自己被某些想法干扰，轻轻推开它，继续关注自己的内心。

5. 开始培养鼓励的内在声音。它既不苛刻批判，也不过度溺爱，而是充满了温暖和关爱，让你珍爱、接纳真实的自己。随着时间的流逝，这个声音会融入你的内心，但现在它可以是任何人的声音，全凭你自己选择：可以出自对你表示关爱的人或你所钟爱的某个电影角色之口。

6. 留意这个关爱的声音说了什么。敞开心扉地聆听它，允许自己感受其中的力量和温暖。

7. 如果没有听到关爱之语，也不要焦虑。有些人比常人更难想象出关爱自己的一面。如果是这样，可以重复对自己说以下话语，让爱和阳光洒满心间。

   ○ 但愿我能接纳真实的我。

   ○ 但愿我能善待理解自己。

   ○ 但愿我能足够悲悯自己。

   ○ 我就是我，所以讨人喜欢。

8. 轻声重复鼓励自己的内心声音或上述给出的话。重复时，请深呼吸。轻抚自己的胳膊或头发，或者用手轻轻托住脸颊。

9. 完成后，逐渐将你的意识带回到现实中。

在之后的几个星期里，重复数次上述练习。虽然不能立即见效，但可以让你最终摆脱内在评判的声音，并培养出鼓励积极的声音，改变你认识和对待自己的方式。

为自己设定更合理的目标

由于父母对儿时的你抱有不合常理的期望或稍不如意便惩罚你，因此你可能对自己也持有这种消极的态度，同时给自己设定不合理的期望和目标，每件事都力求正确无误。当每次犯错或举止不当时，你就像父母那样不肯原谅自己，严厉谴责自己或以挨饿作为惩罚，剥夺自己享乐的权利，甚至自残。

如果不能对自己抱有合理的期望——既不苛刻也不纵容，你只会不断地让自己失望（而且会激活内在的评判之声），或无法实现自己的潜能。

合理的期望需要综合考虑你过去及现在的实际情况。例如，鉴于你曾被虐待过，我们可以合理地推测出，你的自尊心可能较低，内心的评判者很强大，同时怀有强烈的羞耻感。你想在一夜之间就消除虐待造成的诸多负面影响，这就是不合理的期望。如果你希望通过阅读本书并完成书中练习，从而逐渐走出过去的遭遇，那么这就是合情合理的。

以下练习可以帮助你理解自己的不合理期望，并将其转换成合理期望。

练习：是否合理

1. 列出你想要改变的某个行为（例如，做更好的家长）。

2. 完成以下句子，找出自己的不合理期望，并将其转换成合理期望。

　　○ 鉴于_____，我_____不合理。

　　○ 如果我_____，这就更合理一些。

例子："鉴于我的父母曾对我很苛刻，我对自己的孩子不严加要求是不合理的。如果我能在批评孩子的时候管住自己的嘴，一旦说错了话就对自己和孩子承认错误，并保证不再如此，这就更合理一些。"

不再期望自己成为完人

你可能已经给自己制定了一些不合理的期望，你希望自己总是尊重他人，大方耐心，善良宽容，换句话说，就是成为一个"完人"。但是，没有人能做到这一点。每个人都会时不时地犯小心眼，有时也会自私或脾气失控。唯有接受这些事实，我们才能原谅自己的缺点，并向更好的方面发展。如果希望自己永远不小心眼、不自私、不发火，一旦撤去完美的假象，我们只会走向失败。

我们经常会听到有关牧师、教徒或其他献身于崇高事业的人（如教师、医生和慈善家）的骇人传闻。比如，牧师被发现有婚外情，社会栋梁盗用公款或吸毒成瘾等。

事实上，这些看似完美无瑕的人最容易误入歧途。因为我们无法摆脱那些难以抗拒的特质，再善良的人都会有自私、吝啬或暴躁的时候。而那些事事力求完美的人，内心常常充斥着羞耻感，因为他们希望凭借完美的伪装洗刷自己曾做过的错事。这种想法你是否熟悉？

很多儿童虐待的受害者有着极其坚定的道德观，他们对是非对错有着偏执的认识。他们对规则一丝不苟，对原罪深信不疑，恪守清规戒律。为何如此？因为他们相信，如果他们严格遵守行为准则，就能够抑制由虐待带来的愤怒及自己的施虐倾向。而当个人行为与信念不一致时，他们会遭受更多内心的纠葛和羞耻感的折磨。

作为人类，我们心中有很多欲望，也隐藏着很多潜在的行为倾向。但我们的父母、社会以及宗教信仰对其中一些大加赞扬，对另外一些则极力抑制。在成长的过程中，势必要让孩子学会某些社会行为，但这个褒此贬彼的过程会让我们形成荣格所谓的"阴影人格"（shadow personality）。被抑制的特质不会因为直接表达遭到否认而就此消失。相反，它们会一直存在于我们的体内，成为我们的第二人格，心理学家称之为"阴影"（shadow）。

"阴影"是在我们试图成为完人或否认内心欲望时产生的，它是我们身体的一部分。然而，正如荣格所说，被舍弃的东西并没有真正消失。它存在于我们的生活中，只是我们看不见也摸不着它，它是潜藏于意识层面之下的第二自我。那些试图通过舍弃或压制自己的多种性格特质以获得父母及社会认可的人，往往具有严重的人格阴影。

接纳自己的不完美

承认并最终接纳自己的负面特质，唯有如此才能将其从阴影中解放出来，并置于阳光之下。此时，这些负面特质会失去力量，无法再喷涌而出，因此也就不会再给我们造成始料未及的麻烦。当我们承认和接纳所谓的负面特质时，它们就无法再吞噬我们的灵魂，无法让我们自我评判。如果我们摆脱了非黑即白的思考方式，那么就会明白，犯错并不会让我们道德沦丧。而这正是我的来访者卡洛斯需要学习的。

卡洛斯的故事：渴望成为他人眼中的完人

卡洛斯来找我，是因为他想挽回自己的妻子。尽管在情感上卡洛斯虐待了她很多年，她却从没认识到这是虐待。但是前几年，卡洛斯开始在身体上虐待她，甚至经常当着孩子的面虐待她。当卡洛斯把他们的儿子推出房间时，最终妻子选择了离开他。

一开始，卡洛斯承认自己的失控。他要我帮助他，他想学习如何更好地控制自己的愤怒。但一段时间后，他开始为自己的施虐行为找种种借口，他责怪妻子把自己逼得太紧，而孩子们也开始反抗他。他说自己发火都是因为妻子做错了事情。他每次感到烦躁不堪、忍不住责骂她的时候，都是因为她拒绝遵照他心中的"好妻子"的标准做出改变。他一遍又一遍地告诉我："我是一个好人，我不是妻子想象的那种人。"然后，他开始长篇大论，说自己是深受学生爱戴的优秀教师，是社区的栋梁，是热心的志愿者。他甚至为自己"严厉中不失爱护"的做法感到骄傲。

卡洛斯想要成为完人的渴望不仅剥夺了他拯救婚姻的机会，更重要的是，还阻碍他从严重的施虐行为中改过自新。因为在他的意识中，自己在各个方面都必须做到很好，因而他拒绝承认自己有施虐倾向。他必须学会接受"每个人都有缺陷"的事实，认识到每一个人都是善与恶的结合体——会做好事，自然也会做坏事。一个人越想否认自己身上坏的特质，这些特质就会越发凸显，也越难改变。

我们的阴影深深植根于羞耻感中。我们越是觉得自己有缺陷、不被人爱，就越急于隐藏自己的阴影特质。讽刺的是，像卡洛斯一样，我们越是隐藏，坏的特质就越强大。当我们一次次排斥自己的某一部分时，就会愈加坚信自己不被接纳。而那些我们疯狂地想要摆脱的坏的一面，就像被困于流沙中一般，使我们越陷越深。

意识到我们既有好的一面，也有坏的一面，承认这两者共同决定了我们是谁，可以让我们摆脱羞耻感的控制。以下练习是一个良好的开端。

练习：你的"好的"和"坏的"特质

1. 列出一切你的所谓的"坏的"特质——那些让你觉得羞耻和想要改变的特质。

2. 列出一切你的所谓的"好的"特质——那些你引以为豪的特质。

3. 对比你的列表。你的坏的特质是否比你的好的特质要多？如果是，那么就是你对自己过于严厉了，把过多的注意力放在了自己的缺点上。或者，你是不是有更多好的特质？如果是，你可能否认了自己的负面特质，因为这些特质给你带来了痛苦，你不敢承认它们。

4. 现在更深入一些。写出某些好的特质如何在某些情况变成坏的特质。例如，想要帮助他人是好的特质，但是当你走入极端而忽略了自身的需求时，那它就变成了坏的特质。很多依赖助成者就是如此。

5. 写出一些坏的特质如何在某些情况下变成好的特质。例如，"自私"换一种说法其实就是"照顾自己"。

控制自己的阴影

承认自己的阴影人格后，你就需要通过努力掌控它。掌控是指理解你的阴影从何而来，并通过"正念探寻"和"全盘接受"的方法尊重它的存在（后文会提到）。

探索阴影人格的成因

我们刚才谈论过，所有的孩子都要经历社会化的过程，期间他们要学习在家庭和文化观念中，哪些行为受到鼓励，哪些行为遭到排斥。尽管如此，那些所谓的"坏的"特质其实并没有从孩子身上彻底移除，只不过是被压制了而已。例如，如果你的父母笃信宗教，严禁你发生婚前性行为，你可能会就此抑制自己的性欲，但你仍会不时地想到性，而且经常是在不合时宜的情境下。

除了告知哪些行为是不被接受的，很多父母还教他们的孩子抑制自己的某些情感，最终这些情感就演变成了阴影。比如，小男孩摔倒弄伤了自己，父母却告诉他："男孩子不该哭。"女孩生哥哥的气而冲他大喊大叫，大人却说："善良的女孩不该发脾气。"孩子放学后冲进家门，滔滔不绝地说起在学校发生的事，不耐烦的家长却说："别激动，冷静一下。"孩子会因此认为自然流露出的情感不被接受，需要控制。这种想法会让孩子抑制自己的情感，把情感放在阴影处。

有时，孩子会以为表露情感会招致危险。如果小男孩因为跟父亲顶嘴被打，那么他会认为直接表达感受是一种危险的举动。如果小女孩因为不饿吃不下晚餐而被关在房间里，她会认为自己的身体背叛了自己。

利用以下练习，找出表明自己的哪些情感和行为不被接受的信息。

练习：你接收到的信息

1. 列出你从父母、监护人或权威人物那里接收到的所有鼓励你隐藏或遗弃自己的某些特质的信息。

2. 列出你从父母或其他监护人那里接收到的所有促使你抑制自己情感的信息。

思考或写下遗弃某些特质和抑制某些情感给你的生活带来的影响。例如，儿时压制自己的愤怒，而现在你是否发现自己难以表达愤怒，甚至在需要奋起反抗的时候也无法坚持自我？或者，现在你是否难以控制自己的愤怒？

阴影的产生

在我成长过程中，我的母亲经常给我讲下面这个故事。有一天，她把我交给保姆后，一如往常地教导我："从现在起，你要好好听琼斯太太的话。"我对她说："你要我听琼斯太太的话，听你的话，听老师的话，听教会的话。我什么时候才能不听话呢？"

每次说起这件事我的母亲都乐不可支，她喜欢我的这个早熟的想法。但我怀疑她是否真的明白我在说什么，事实上，时时刻刻都听话让我觉得压力很大。

我的阴影人格来自母亲对我的各个方面都要求"好"。因为"坏"从来不被接受（这里的"坏"包括打扰她、问她要东西、大声说话、执拗自私、故意引人注意等），所以我要学习如何做一个"好女孩"，学习抑制自己的愤怒，尝试不断地取悦母亲（和他人）。但是，我的内心充斥着羞耻感，因为我知道真实的自己并不像我伪装的那样好。我发怒是因为我不能做真实的自己。一直要做一个"好人"对我的生活产生了巨大的影响，我觉得自己就是一个骗子，不相信自己应该得到美好的东西。早些年，内心的愤怒让我离经叛道，故意违反规则，冒犯权威人物，做出反社会行为（入室行窃、抽烟、喝酒）。但大部分时候，我都在内化我的愤怒，暴饮暴食，破坏好的东西，憎恨自己。

尊重你的阴影

我们不仅要承认自己的阴影，还要尊重它，为它在自己体内找一个安身之处。如果不这么做，我们就会带着一丝残缺不断地在原地打转。荣格敦促我们拥抱自己身上那些不讨人喜欢的特质、欲望和渴望，劝我们不要再寻求完美，而是去追求人格的完整。我们不应该试图清除与生俱来的不完美特质，我们应该拥抱真实的自己：有残缺，有秘密，但始终充满活力地活着。

下次即使你做出伤害自己或他人的举动，展现出阴暗的一面，也请不要被内心的羞耻感压垮，试着温和关爱地对待自己、悲悯自己。毕竟，你也很痛苦。即使自己是始作俑者，为什么就不能悲悯自己的遭遇呢？

尽管你需要为自己的行为负全责，也不用陷入自我摧残和极度羞耻的困境中；相反，你可以试着用一种好奇的心态看待由自己一手造成的情况。例如，如果你做了出格的事，比如，与同事关系暧昧，那么请扪心自问："如果我坚信应该对婚姻忠贞不二，为什么自己还会失控？是什么让我打破了自己的原则？"像这样诚实但充满好奇地跟自己交谈，你肯定会得出一些能帮助你改变行为的答案。

以下是根据正念训练制定出的探究练习。下次当你的行为让你失落不安时，比如冲自己的孩子大喊或对伴侣不耐烦，请试一试这个练习。

练习：用心探究

1. 静静地坐着，做几次深呼吸。问自己："我现在需要什么？"或"我内心的哪个地方需要得到关注？"或"自己的哪些方面想要被接受？"这会帮助你放下自我评判，与自己的情感建立起联系。

2. 留意自己的身体发生了哪些变化。腹部的肌肉收缩了吗？身体的其他部位是否有紧张感？如果是的话，那么问一问自己是哪些情感让你的身体感到紧张。你可能会感到恐惧，担心失败，担心做不好合格的父母，担心伴侣批评你、抛弃你。

3. 观察恐惧感和自我评判在得到关注后是如何消失的。

4. 现在加入慈悲心。给自己的恐惧感（痛苦、愤怒或羞耻感）发一条信息，比如，"我在意这种痛苦"或"我在意这种感觉"。与你的情感并排而坐，就像与正在遭受折磨的好朋友坐在一起一样。不断地重复说"我在意这种痛苦""我在意这种情感"。

上述练习所展示的自我接纳的态度，能够使你怯懦、脆弱的一面安全地呈现在自己眼前。将正念训练与慈悲心结合起来，可以让你不再一味地追求完美，而是学会去爱惜完整的自己。正如塔拉·布莱克（Tara Brach）在其力作《彻底接纳》（*Radical Acceptance*）中所说："学会无条件地接纳自己，我们便不会再和自己作对，不会把不完美的自我关在评判和不信任的牢笼中任其凋零。我们会不断地发现回归本真给自己带来的自由和活力。"

布莱克所说的"彻底接纳"是指，即使有很多缺点，真实的自己才最完美。没有必要不断地想要做更好的自己，你已经很棒了。如同父母无条件地疼爱和接受自己的孩子一样，你也可以爱自己现在的样子，接受真实的自己。

练习：彻底接纳

1. 列出自己的缺点：自己觉得羞耻的方面，自己一直努力想要改变的方面。

2. 大声念出每一个缺点，然后对自己说："希望我能爱自己本真的样子，接受真实的自我。"每说一句都要深呼吸一下，把这些话真正融入内心。

儿时的你渴望自己能有所归属、被接纳，而现在的你有充足的机会相信自己可以被接纳。

在本章中，我提到了两种自我接纳的方法：（1）让你的内在评判者噤声，并培养一种鼓励的内在声音；（2）为自己设定合理的期望，包括不再期望自己成为完人。这两种方法对提升自我接纳都非常有效。

毕竟，每个人都渴望被接纳。大部分人一生都在寻求别人的验证和支持。但事实上，如果连自己都不能接纳自己，又何谈让他人坦诚接受自己呢？假如我们始终无法对自己宽容并接纳自己，那么我们便会永远生活在被排斥的担忧与恐惧中。

接纳的反面即排斥。如果你无法完全接纳自己，你就会在暗中排斥自己的某些特质。当你否认、抑制或隐藏自己的特质时，正是在排斥自己。如果你隐藏自己的某些特质，厌恶真正的自己，那么你就会退缩不前，过着支离破碎的生活。但如果能全盘接纳自己的特质和经历，你的生活便会欣欣向荣，圆满无憾。

第 10 章

自我关爱

所有崇高的精神传统都以善意为核心。善意衍生有序，恐惧滋生混乱。

——帕梅拉·威尔逊（Pamela Wilson）

本书通过点滴积累、逐步探索，一步步扫除各种障碍，终于来到了这段蜕变之旅中最为关键的篇章。自我关爱是自我悲悯的核心。可悲的是，我们往往要做很多的准备才能让儿童虐待受害者愿意关爱自己。作为儿童虐待的受害者，要付出很多的努力才能让他们相信应该关爱自己，更不用说获得他人的关爱了。但好消息是，到目前为止，因为你的诸多努力，你无须再对自己残酷无情。从今天起，你可以开始关爱自己了。

在本章中，我将探索什么是自我关爱，自我关爱是一种怎样的感觉，以及在训练时它是以怎样的形式呈现出来的。我会帮助你找到适合你的关爱自己的方法。随着因虐待引起的羞耻感的不断消散，你无疑更能敞开心扉、关爱自己。但我也知道，这对有些人而言特别困难。由于长期处在被漠视、被不公平对待、被虐待的状态下而一直活在羞耻中，你很难相信自己值得被关爱，更别说开始练习自我关爱了。尽管你可能会不愿意接受和练习自我关爱，但如果你采取本章所说的策略并完成本章的练习，你也能体验到自我关爱的疗效。

其实，你已经在用一些方式试着练习自我关爱了，因为你已经不再像过去那样不断地评判自己，也开始明白和接受自己的弱点及缺点，而不是一味地谴责自己，这正是自我关爱的一部分。

关爱自己的人，自然会相信自己值得拥有他人的关爱。不幸的是，你内心的羞耻感会阻碍你关爱自己和接受他人的关爱。你不相信自己值得所爱之人报以同样的耐心、温柔和抚慰。但随着部分羞耻感的消散，你会愿意相信应该关爱自己。或许你不知道该怎么做，但只要你相信你应该关爱自己，本章的内容就能帮你学习如何关爱自己。

自我关爱是一种怎样的感觉

什么是真正的自我关爱？我们先来下一个定义，不是用字典里的释义，而是根据你的感受描述什么是自我关爱。当想起某个关爱你的人时，脑海中首先闪过的是什么？何为关爱？哪些是关爱的行为？关爱给你的感觉如何？

练习：描述关爱的词语

1. 花几分钟想一想你会用哪些词语来描述关爱，并把这些词语写在纸上或日记本上。
2. 写下当接受别人的关爱时，你身心的感受。

例如，当我想到关爱时，就会想到某个人的温柔耐心、诚恳有爱、乐善好施、不偏不倚且受人欢迎。当他人向我表达关爱时，感觉就像披上了一条温暖的毯子或环绕在某个人坚实的臂膀中，我的身体感到温暖放松。

儿时受过虐待或漠视的我们，通常对关爱异常敏感，而对关爱的消失则更加草木皆兵。我们渴望从别人的眼里、脸上、心中找到关爱。他人的关爱能深深触动我们的内心。

9岁那年，我才第一次感受到他人真正的关爱。在我家的前面住着一对老年夫妇，他们的女儿从阿拉斯加来看望他们。虽然她只陪他们待了两周，但在这段时间里，她却改变了我的生活。我不知道她是否对每个人都表现得如此关爱，但她对我的关爱让我深为感动。与我遇到的其他人不同，她好像真的很在意我。只要看到我在院子里或我放学回到家，她就会特意来问候我。她对我的学校和个人喜好充满了兴趣。有时，她会邀请我去家中吃块甜饼、喝杯牛奶。在这短短的两周时间里，她却让我感受到有人真真切切地关心我，并期待与我相见。

临走时，她送给我一条围巾，上面龙飞凤舞地写着"墨西哥"几个字，配有身披斗篷的斗牛士，让我爱不释手。她还说等我长大后就能领略不同的异国风光。这条珍藏数年的围巾提醒着我她对我的关爱，也让我相信这个世界上还有善良的人。她的临别赠语也一直言犹在耳，对旅行的向往曾是我暗淡童年的一丝阳光。

谁曾对你表达过关爱？谁曾对你一片真心？谁又让你感到自己的重要性？请在以下练习中思考这几个问题。

练习：回想一位善良的人

1. 回想一下在什么时候有人对你表达过关爱，无论是童年时期还是成年后。想一想他是如何对待你的？他是否语气和善或用其他行动安抚你？

2. 能否回想起当时他脸上的神情？他的神情是否传递出什么（比如接纳、善意或慷慨）？

3. 努力回想他对你说过的话。能否记起他的声音或他说了什么？

4. 回想这种善意带给你的感觉。你当时是何种感受？允许自己沉浸在并记住这种感觉。

5. 记下这种感觉，尤其是记住这份关爱让你如何看待自己及自己的身体。

定义自我关爱

很显然，自我关爱的内涵很宽泛，包括对自己的耐心、接纳和关爱，或是用来描述善意的任何字眼。自我关爱是指关爱和抚慰自己。自我关爱不是自我批评，而是对自身缺点和不足的容忍。同时也指当我们痛苦、挫败或底气不足时能激励自己。

克里斯汀·聂夫认为，自我关爱是指主动安慰自己，就像对待身处困境的好友那样。在这个过程中，我们要允许自己被自身的遭遇和痛苦触动，然后反问自己："此时此刻，我该如何关心和安慰自己？"

然而，如果从未有人关爱我们，我们就很难学会关爱自己。如果曾有人关爱过我们，我们便可以通过模仿他来关爱自己。

练习：关爱自己

1. 想一下你所认识的最善良、最慈悲的人，即善待你、理解你、支持你的人；他可能是某位老师、朋友或朋友的父母。如果在你的生活中没有这样一个人，那么就选择一个善良而富有慈悲心的公众人物，或者是书中、电影中的某个角色。

2. 找出是什么让你觉得自己被呵护：他的言语、姿势、神情或触摸。

3. 尝试用同样的方式对待自己，说同样的话，用同样的语气。如果是他的动作安抚了你，那么请对自己做相同的动作。

4. 深呼吸，接纳这种被爱与善意包围的感觉。

每当想起那位善良的女士，给我印象最深刻的就是她看到我时的热情。她总是面带微笑，让我感受到她很乐意见到我。我记得她对我说话时语气非常温柔。她对我非常关注，常常问一些关于我的问题，在我回答时，她也会认真倾听。她脸上的表情、她不时的点头以及她的反馈都让我觉得她在认真听我说话。她也总是认可我的感受，当我向她倾诉我的感受时，她会告诉我这都是合理的、正常的。

当我决定模仿她对我的关爱并学习关爱自己时，我确保自己要做到以下几点。

- 欢迎并接纳真实的自己。我冲着镜子里的自己微笑，好像在说："你好，欢迎你。"
- 关注自己，注意自己的感受。我每天都审视自己，询问自己的感受（感到愤怒、伤心、恐惧、愧疚或羞耻）。然后反问自己为何会有这种感受，是否需要做什么来应对这些感受（我会在后文中教你如何做）。
- 珍爱并接纳自己。我会鼓励并安抚自己，不再像过去那样自我批评（后文会详细讲述）。
- 验证自己。我告诉自己"产生这种感觉理所当然"，从而验证自己的感觉。

思考如何模仿你所选择的那个善良的人的举动？你该如何满足自己儿时的渴望，善待自己？

练习自我关爱

我将带领你逐步完成自我关爱的练习。准则如下：

- 当你身处困境时，安抚自己，悲悯自己（自我安慰）；
- 用安抚鼓励的方式与自己交谈（积极自我暗示）；
- 爱护和关爱自己的身体（自我照顾）；
- 了解并满足自己的需求（自我察觉）；
- 成为你渴望的父母，鼓励和回应自己。

富有慈悲心的自我安慰

自我安慰是很多孩子在成长过程中的必经之事。例如，孩子哭着要找妈妈，妈妈对孩子的哭声迅速做出反应，抱起孩子，一边轻拍，一边低声哄劝。她会弄清孩子的需求——是饿了，要换尿片，还是想要拥抱和安抚。妈妈的悲悯性反应，会让孩子感到安全、放心。孩子从中就会知道自己的需求很快就会得到满足，一切事情都会被处理好，这种无意识的认知会培养出孩子自我安慰的能力。

现在让我们试想另外一对母子的情况。这次是一位心烦意乱、没有耐心的妈妈，孩子的哭闹不止和难以满足触动了她的脆弱神经，让她惶恐不已。她无法冷静、自信地应对孩子的需求，只感到焦虑烦躁，言语间（或非口头行为）让孩子感到不安。在得不到安抚后，孩子的焦虑加重了，进而也加剧了妈妈的焦虑。而妈妈的反应吓坏了孩子，即使她再给孩子喂食或换干净的尿片都无法安抚他。

如果妈妈一直如此，无法给予孩子妥善的照顾（例如，长时间留孩子一人哭泣；或者行为无法预测，有时孩子一哭就会安抚，有时却不会），那么孩子长大后可能无法进行有效的自我安慰。当身处富有挑战性或不确定的环境中时，他可能会慌张焦虑，束手无策。儿时的经历会让他认为事情变得很糟，他无法满足自己的需求，找不到安全的港湾。而有些孩子天生就对非悲悯性反应特别敏感，他们更容易受到影响。

你可能已经注意到，当生活中出现挑战时，你通常会有强烈的焦虑感，觉得事情好像失控了，难以承担。或许你还会觉得无助无力之感像潮水般涌来，将自己淹没。如果是，可能是因为在婴儿时期，你的需求没有被充分地满足和耐心地对待，或者是受到人际关系紊乱的影响（比如听见父母吵架，父母漠视你、经常对你发火等）。这些经历都会给你的内心带来强烈的焦虑感。但这不意味着你永远无法自信、舒心地满足自己的需求和获得自我安慰。你仍有办法弥补，真正做到关心自己，并且悲悯、包容自己的痛苦。

积极自我暗示

当你陷入困境时，不要让自己那么恐惧，也不要担心什么会发生、什么不会发生，你可以冷静、温和地与自己交谈（可以在脑海中默默完成，独处时也可以大声说出来）。想一想可以对自己说的充满关爱的话，也就是你最渴望听到的话。下面是我的一些来访者想到的句子。

"你受伤了，我很伤心。你不应该被这样伤害。"

"我知道你很累，压力很大。你一直都很辛苦……你很快就能完成任务，这样你就能休息了。"

走进内心

在上一章中，就自我接纳这一问题，我谈到如何培养一个鼓励的内在声音。首先要深入观察自己的内心，将所有的注意力集中在内在自我或情感的中心（一般认为在太阳穴附近），从而将自己与外界世界隔离，平复自己的内心世界。在将注意力放在内在自我后，你需要有意识地与自我建立紧密的联系。很多人不知道该如何做，而有的人则害怕去做，因为他们的内在世界冰冷无趣。你可以每天时不时地问一问自己"感觉如何"，这可能需要你写一个"审视自己"或"你现在感觉如何"的便条，以提醒自己走进内心。

自我关爱练习：培养一个充满激励的内在声音

1. 舒适地坐着，脚放在地面上。在走入自己的内心时，做几次深呼吸。

2. 慢慢培养一个循循善诱但坚实强大的内在声音，这个声音与你的内心力量、善良以及智慧紧密相联。如果你找不到一种鼓励的声音，那么就用对孩子或宠物说话时的语气那样与自己交谈，或者直接使用别人的有力的鼓励话语（比如你的治疗师或某个好朋友）。

3. 一旦发现评判或苛责自己，就下意识地切换到这种鼓励的声音并与自己交谈。

养成经常做这一练习的习惯，在培养鼓励的内在声音取得进步或做了好事时，为自己加油。

回到卡洛斯的故事：通过自我安抚平复内在评判者

还记得第 8 章中提到的卡洛斯吗？卡洛斯拒绝承认自己虐待妻子和孩子。但后来他发现，在这种拒绝承认的背后隐藏着刻骨铭心的自我评判。卡洛斯对自己、妻子和孩子都很苛刻，这是因为在他小的时候，他的父亲就是如此。

因为父亲的不合理期望和严厉批评，卡洛斯学会了忽略自己的伤痛，从而掩盖自己的痛苦。然而，在接受我的悲悯后，卡洛斯开始意识到自己内心的痛苦与悲伤。在我一段漫长的温柔督促后，卡洛斯逐渐学会了悲悯自己。有一次在治疗时，他含着泪说："我没想到自己小时候受了这么多苦。我居然没有发现它们一直在我的内心中纠缠。"这是卡洛斯的一大突破。

我建议卡洛斯在下次再遭受内在评判者攻击的时候，尝试审视自己身体内的紧张和压力，从而与自己的痛苦建立联系。我还建议他经常对自己说："我在意这种痛苦，我在意我的遭遇。"以此缓解自己内心的煎熬。

在下一次治疗时，卡洛斯跟我说他听从了我的的建议。"一开始，我感觉很糟糕。我是说，深入到自己的身体内这种想法听起来很奇怪，但我做到了。当我问自己身体的哪个部位隐藏了痛苦时，我发现我的喉咙和心脏部位感到紧张，胸部也很闷。我突然意识到，其实我的心受伤了。在那一刹那，我觉得自己很脆弱，需要精神支持。其实第一次做的时候，我有很强烈的羞耻感。但随着练习得越多，我越觉得自己的防御盔甲在瓦解。这很神奇。"

这确实很神奇。如果你习惯批评和评判自己，那么任何形式的真挚关爱和理解都可能给你满是伤痕的内心带来意想不到的转变。自我悲悯打开了你的心扉，疗伤即将开始。就像卡洛斯那样，你没有必要再竖起高高的防御心墙保护自己。

随着卡洛斯继续进行自我关爱练习，他变得不再逃避自己的痛苦，而开始有意识地关注这些痛苦，最终得以承认自己曾遭受过父亲的虐待这个他一直回避的事实。一旦意识到自己的痛苦，并开始对痛苦敞开心扉，他就能悲悯自己的妻子和孩子。以前，为了让自己不再遭受更多羞耻感的折磨，他拒绝承认自己伤害了妻子和孩子，更别提悲悯他们了。最后，当卡洛斯平息了内心的愧疚感和羞耻感（因用父亲虐待自己的方式虐待妻子和孩子）后，他就可以不受约束地寻找弥补妻子和孩子的方法。

自我关爱练习：温柔地对待自己

下次当内在评判者再攻击你的时候，或者内心充满羞耻感的时候，放下手中的事情，让自己安全着陆。之后，审视自己的身体，寻找哪个部位让你感到痛苦不适。像卡洛斯一样，你可能会觉得喉咙、腹部或胸部有紧张或压迫感。

把你的手轻轻地放在胸口或脸颊上，然后安慰自己说："我在意这种痛苦。我希望自己可以免受这种痛苦。"

关爱自己的身体

研究发现，自我关爱并非只让我们自我感觉良好而无任何实际功效。事实上，自我关爱和安慰的功效在于释放催产素，让人感到一种爱意与亲密。体内催产素水平的升高，会让人感到安全、平和，同时促进个体感受温暖与悲悯他人的能力。当你轻抚自己的身体以安慰自己时，这种效果特别显著，因为抚摸身体能促使其释放催产素，减弱恐惧感和焦虑感，降低由压力引起的血压和肾上腺素水平的升高。

还有一些其他举动也能达到安慰自己的效果。比如，很多来访者都发现，轻抚胸口或手臂有非常明显的安抚作用。利用以下练习找出符合自己的安抚方式。

自我关爱练习：安抚自己的身体

1. 思考哪种身体触摸能给自己带来最好的安抚效果。可能是爱人的一条信息或一个抚摸，也可能是父母或监护人抚摸你头发、挠你背、揉你的脚丫的记忆。

2. 当想起这些安抚触摸时，注意自己内心的感受，慢慢品味它。

3. 用同样的方式抚摸自己。刚开始时你可能会有抵触心理，觉得他人的抚摸才比较好；但没关系，请继续安抚自己，享受整个过程。

4. 在抚摸臂膀、头发、脸庞等身体部位时，内心充满关爱地与自己对话会使安抚效果更加显著。

满足自己的需求

自我关爱的另一个层面，就是在生活中满足自己的需求，不仅是在你陷入困境时，平时也要这么做。要做到这一点，必须有充分的自我觉知。"自我觉知"是指了解自己，即关注自己和自己的感受及反应。很多时候我们都缺乏自知，故而强迫自己做不想做的事。请思考一下，你是否时常放下自己的切身需求，而做一些他人期望或取悦他人的事。

自我觉知能让你更关注那些让自己快乐舒适、内心平和的事，从而促进自我关爱的练习。奇怪的是，我的很多来访者都不知道如何让自己快乐舒适、内心平和，因为他们根本没有花时间关注这些事。不仅如此，他们也未能与自己的身体建立联系，因为他们处在与外界隔离的麻木状态中，儿时遭受过性虐待的受害者尤其如此。由于父母对他们的身体和情感需求的忽视，他们从未考虑过尊重自己的身体和需求。请关注一下，你通常在什么时候自我感觉良好或糟糕。这一点说起来简单，做起来却很难。以下调查问卷可以帮你关注自己，提高自我觉知。

问卷：什么让你感觉舒适或不适

1. 一般情况下，什么事让你感觉身体舒适？（例如，合理饮食，睡眠充足，经常锻炼）

2. 一般情况下，什么事让你感觉身体不适？（例如，吃太多甜食，喝太多酒，抽烟）

3. 你会做哪些事情来改善自己的身体？（例如，涂抹护肤液，做瑜伽，体验性高潮）

4. 你的身体在什么时候感觉最舒适？（例如，锻炼后，躺在有很多枕头的床上，洗完澡后）

5. 你的身体在什么时候感觉最不适？（例如，吃太饱，长时间紧抱自己的身体，必须和他人紧挨着坐在一起）

6. 吃哪些食物会让你的身体感到很舒适？

7. 吃哪些食物会让你的身体感到很不适？

8. 你喜欢哪种抚摸，是温和放松的还是激烈有力的？当伴侣抚摸你时，哪种方式会让你感受到被呵护，是轻柔安抚还是坚定有力？

9. 你喜欢淋浴还是泡澡？你是否喜欢坐在放满热水的浴缸里？

10. 当你想放松或静思时，会听什么音乐？你是否因为害怕难过或哭泣而反感那些触动心弦的音乐？如果是，是否有一种音乐或声音能帮助你放松自己，不让自己想起那些痛苦？比如，轻爵士乐或大自然的声音。

这些问题旨在帮助你放慢脚步，静心思考什么事能让自己感觉舒适。只有多做这些能让自己感到舒适的事，你才会在身心两方面同时关爱自己。

自我关爱练习：记下自我感觉良好的阶段

买一个可以随身携带的日记本或平板电脑，记下你关注自我或开心愉悦的时刻。例如，当你感觉很好的时候，不管是身体、情感还是精神上，请留意周围的环境。你注意到，在和某人——朋友或爱人——在一起时，你能坦诚自己，并且内心充满爱。在日记本上写下此事。或许你发现了身边能让你开心快乐的事，比如面朝大海，眺望日落，观赏漂亮的花或与动物在一起。把这些事情记下来。或许你注意到某些行为会提高你对自我的觉知。例如，冒险向他人坦诚自己；不再评判某人，而开始真正悲悯他；不再勉强自己做难以完成的事。把这些都记下来，然后定期翻看，提醒自己重复做这些事情。

成为你渴望的父母：鼓励、回应自己

自我关爱同时也包括确保自己的需求得到满足。由于你在幼年时曾遭受过虐待或漠视，所以你的父母可能不鼓励你且经常不回应你的需求。你的父母可能将自己在儿时遭受的虐待投射到你身上，或是不知道如何满足你的情感需求，抑或是忙于赚钱养家而没有时间照顾你。鉴于上述原因，你必须成为自己所渴望的那个对你慈爱关切、有求必应的父母，以此来鼓励和回应自己内心的诉求。

罗瑞尔·梅林（Laurel Mellin）在其著作《通往健康和幸福之路》（*The Pathway: Follow the Road to Health and Happiness*）中说道，想要成为你渴望的父母，鼓励、回应自己，你需要在无视自己和放纵自己这两个极端中寻找一个平衡点。这个平衡点就是"响应力"（responsiveness）。在本章的前面部分，我已提到过回应型父母能敏锐地意识到孩子的需求。如果孩子无缘无故地哭闹，妈妈会想尽一切办法弄清楚孩子的需求。如果孩子因为肚子饿而大哭，那么回应型的妈妈是不会去换尿片的；同样，她也不会在孩子想要被抱时喂他吃东西。敏感的父母在发现并满足孩子的真正需求后，就不会溺爱孩子，也无需弥补自己过去的疏忽，因为他们能回应孩子的需求，没有必要感到愧疚。

正如回应型父母能够意识到孩子的需求一样，你也需要敏锐地意识到自己的需求。只有明确了自己的真实需求，你才能满足自己。不幸的是，发现自己的需求并非易事。如果你的父母曾无视或过度溺爱你，则更是难上加难。

感受自己的需求

想发现自己在某个时刻的需求，先要体会自己的感受。如果你细心留意，你的感受就会清楚地告诉你自己的需求。以下练习可以帮你在自己的感受与需求之间建立联系。

自我关爱练习：感受与需求

1. 在一天内多次深入自己的内心，询问自己的真实感受。愤怒、悲伤、恐惧、愧疚／羞耻这四种基本感受比较容易捕捉到。你可以问自己："我现在愤怒吗？"如果不是，那么继续问："我现在悲伤吗？"以此类推。你会发现你的感受也可能是"孤单""饥饿"等。

2. 当发现自己的感受后，寻找对应的需求。问自己："我需要什么？"

答案通常是："我想体会并平息我的感受。"无需细节，用最简单的答案回答。例如，愤怒时，你就据理力争；悲伤时，你就号啕大哭；饥饿时，你就饱餐一顿；愧疚时，你就诚恳道歉。

3. 在一段时间里，你可能需要尝试多次才能找到自己的真正需求，因为一种感受可能会引发多种需求。例如，当你感到孤单时，你可能需要打电话给朋友、寻求伴侣的拥抱或与自己对话。

4. 请注意那些不能从根本上满足自己需求的答案。例如，我感到悲伤，所以要吃糖；我感到愤怒，所以要打他。请仔细思考，放松自己，找出自己的真正需求。问自己："我真正需要的是什么？"答案可能是"表达自己（写字或唱歌）""运动锻炼（走路或跺脚）""制订计划"或"吸取教训（绝不再犯）"。

不要像父母那样对待自己

被漠视或虐待过的人，通常无法理解那些努力照顾自己的人。我们常常问自己："他们照顾自己的动力来自哪里？为什么他们这么关心自己的健康和样貌？"我们猛然发现自己身上仿佛缺失了某种东西，它能给我们动力，让我们拒绝面前的一块蛋糕，让我们6点起床以赶在上班前去健身房锻炼身体，或者让我们离开有施虐行为的伴侣，而这个东西正是自爱（self-love）。

不少虐待幸存者在乎自己的身体，却不在乎自己的情感和内心。他们宁愿在健身房花几个小时锻炼身体，却不肯花5分钟时间思考一下自己的感受。他们在周末跑步、骑自行车或爬山，却不愿意花些时间了解自己的内心。他们总是担心自己的外在，却忽视自己的内心。

很多遭受过漠视和情感虐待的幸存者对待自己的方式，与父母对待他们的方式完全一样。他们同样选择剥夺、抛弃、控制、羞辱、忽视自己。

你可能因为习惯被剥夺，所以才如此对待自己；也可能因为习惯被羞辱，而如此对待自己。但你没有必要像父母那样无视或过度宠爱自己。你或许会把童年缺失作为借口而溺爱自己，但这并不能弥补你在儿时被漠视的事实。唯一的补救方法就是成为你渴望的父母，鼓励、回应自己。

练习：关爱自己

1. 列出你漠视或剥夺自己需求的方式。

2. 写下所有你能够想到的父母漠视你的需求的事。重点留意父母是如何剥夺你的基本需求：安抚、保护和鼓励。例如，一位来访者写道："我的父母对我缺乏耐心，总是催我，让我快一点。这让我觉得自己很碍事，觉得告诉他们学校发生的事情只会惹怒他们。"

3. 留意自己是否经常用父母（或其他监护人）对待自己的方式对待自己。上述来访者还写道："让我惊讶的是，我对自己也没有耐心。我总是要求自己快一点，并因为动作慢而冲自己发火。而当我想和他人分享时，脑海里总有一个声音让我闭嘴。"

4. 写下你打算如何打破消极模式并关爱自己。下面是上述来访者写的："我会努力对自己更耐心一些。我不喜欢迟到，所以我会在出门前先准备好，这样就不用着急，也不会因动作慢而批评自己。我会勇敢地告诉他人更多关于自己的事情。实际上，我是一个很有趣的人，我有一份不寻常的工作，我相信他人会愿意听我的故事。"

我的母亲在多数时候都漠视我，不关心我的身体需求，不给我穿干净的衣服，不教我做好卫生工作，也不带我去看牙医。因为她的漠视，我用了整整 20 年的时间才学会关爱自己的身体。她也从不和我有亲密的肢体接触，这（以及我遭受性虐待的经历）让我的性关系很混乱。很多年后我才知道，按摩是一种有效弥补此类缺失的方法。从那时起，我就不时地给自己按摩。

前一段时间，我去了巴厘岛，在那里我每天都做按摩（巴厘岛的按摩服务很便宜）。在那里，我遇见了一位很温柔善良又技艺高超的按摩师，他的轻柔抚摸让我不禁眼眶湿润。这次旅行给了我一个重要的启发。比起自己，这位陌生的按摩师更在乎、尊重、温柔有爱地对待我的身体，他教会我用从未尝试过的方式尊重自己的身体。这对我的影响很深远。

注意事项

在练习自我关爱一段时间后，你的内心可能会充满悲伤或其他消极情感。平时在做自我关爱练习时，你的脑海中也可能会浮现出儿时形成的对自己的看法（我不值得被爱，我一事无成）。

一位非常有慈悲心的治疗师向我解释道：当开始解决自身的问题时，我们就像是一个充满羞耻、痛苦、愤怒、恐惧和羞愧的容器。而当我们开始治疗自己时，尤其是悲悯、关爱自己时，就像是把关爱和悲悯装进了容器。由于容器原本已经盛满羞耻和其他消极情感，我们必须腾出地方，才能装进自我关爱、爱等积极情感。而此时，我们的羞耻感和其他消极情感就会为了腾地方而从容器中倾泻出来。因此，你越是关爱和悲悯自己，就会有越多由孤单和误解造成的悲伤从容器中倾泻而出。

应对消极情感需要直接面对而不是试图推开。你可以告诉自己："我一直自我感觉良好，过去虽然曾怀疑和憎恨过自己，但也可以理解。"或者你可以做一些练习以处理自己的消极情感，比如，承认自己的痛苦，对自己说一些安抚的话。

当痛苦等情感变得强烈时，也请不要惊慌。允许这种情感出现，允许自己为自己的痛苦和无人安慰感到悲伤。换言之，要温柔地对待自己，在自己遭受痛苦时，安慰自己。

让自我关爱融入到生活中需要一些时间。在此期间，你可以聆听并尊重自己的需求，可以不再忽视身体发出的信号（如需要休息或想吃健康食品）。并且，通过培养自我安慰的能力，你也能学会在犯错时珍爱自己。

幸运的是，自我关爱还有意外的奖励。每天给自己一个新的机会，关爱自己不幸的遭遇，而当你这么做的时候，会更加相信自己值得被关爱。当你犯错或遇到不顺心的事情时，越是关爱自己，越能减少自我谴责带来的伤害。当你感到难过、害怕、生气或愧疚时，越是安抚、鼓励自己，越不容易被消极情感压制。

最重要的是，请记住：你应该关爱自己，应该在感到有压力时安慰自己，应该了解并满足自己的基本需求（睡眠充足、营养均衡与良好的人际关系）。

第 11 章

自我鼓励

> 如果人人都能在鼓励中茁壮成长，每一朵绽放的智慧之花都将为世界注入意想不到的繁荣与富足。
>
> ——西德尼·麦德维德（Sidney Madwed）

每个人都有目标和梦想，而本章的内容就是鼓励你以自我悲悯为动力实现自己的目标与梦想。不管你的目标是不受欺负、不被虐待、鼓起勇气终止虐待关系、戒掉各种成瘾行为，还是只想做心目中最好的自己，自我鼓励都能帮助你完成。

自我鼓励是发展自我悲悯最后且最关键的一步，能够增强自我悲悯其他要素的效果。没有自我鼓励，你将会重新陷入自我责怪和自我评判的泥沼中，你也无法利用自我悲悯帮助自己完成治疗过程。

在成长过程中，或许你有幸遇到一两个鼓励你的人，你的老师、教练或祖父母，但大部分情况下你身边都是折磨你、打击你的人。即使他们的评判或打击很温和，也能在你的脑海中激起强烈的回响。所以在本章中，不仅会关注自我鼓励，还会持续关注如何消除你大脑中的评判的声音。这种评判的声音会不断告诉你，你有问题，你不如他人优秀，你无法完成自己的目标，你不配拥有美好的东西。

羞耻感如何让你丧失能力

我们都有梦想，也有遗憾，后悔错失，也后悔做错。我的遗憾是没有去学习冲浪。我对大海情有独钟，喜欢与水有关的一切。大海就像我的第二故乡，流动的水承载了我所有美好的记忆。每次看到冲浪者迎浪而行或破浪而出，我都激动异常。

因为害怕，我没有学习冲浪。事实上，我从未感到过安心平和。体重一直是困扰我的一个问题，每次上体育课都让我感到羞耻。尽管不会冲浪，但我还是会天天跑到海边，兴奋地看冲浪者在海浪中翻滚跳跃。

有一天，我把车停在海边停车场的老位子上，准备一睹冲浪者的风姿，并为我的日记找一些素材。在我正前方坐着一个人，旁边放着一块冲浪板，他正准备脱掉冲浪服。我敏锐地发现他的腿没有动，好像是瘫痪了。他巧妙地把冲浪板从海浪中收起，动作令我目瞪口呆。我真希望自己早点来到海边，这样就可以看到他是如何冲浪的了。我从心里佩服他的勇气和毅力。

我环顾四周，看看他是否带有轮椅或看护人员。在大约五六米远的地方，我发现了一个轮椅，但没看到护理人员。他还在脱冲浪服，我想如果没有护理人员的话，他只能爬到轮椅那里。然后，一个年轻人从停车场那边跑了出来，问他要不要帮忙。冲浪者向停车场那边打了一个手势，告诉年轻人可以帮他拿冲浪板。我看到那个年轻人跑了过去，把轮椅推到冲浪者身边，冲浪者娴熟地坐到轮椅上，年轻人拿起冲浪板，越过岩礁，向停车场走去。

冲浪者自己推着轮椅，慢慢地在沙滩上前行。由于沙滩很大，所以他有很长一段路要走。他费力地推着，不时停下休息一下。没人驻足帮助他。我转身去看其他冲浪者，等回头时，他已到达沙堤下，很久没有动，我猜他一定是累了，在休息。那个帮他拿冲浪板的年轻人朝他走去，帮助他推过沙堤。起初年轻人没能把轮椅推上去，他就把轮椅换了个方向，改成拉轮椅。一会儿，他又把轮椅的方向换了过来，继续推轮椅。冲浪者自己也用手往前推，但无奈沙堤实在太陡。后来又来了一个年轻人，三个人总算把轮椅推过了沙堤，在到达沙堤顶端时，我感到异常欢欣鼓舞。

整个过程深深地触动了我。之后我会告诉你原因。在此之前，我想问一问你：读完冲浪者的故事，你有什么样的感受？

○ 你是否因自己四肢健全却不知感恩而感到愧疚？

○ 你是否因没能坚持实现自己的目标而感到愧疚？

○ 你是否被冲浪者的勇气和毅力感动，是否也想加倍努力实现自己的目标？

○ 你是否被冲浪者的耐心和坚持感染？有没有被他的信念（有困难时，总会有人施以援手）触动？

你对这个故事的反应会让你更加了解自己。如果感到愧疚，说明你一直在自我评判。你可能会用这个故事来说明自己懒惰且不知感恩。或者，这种愧疚来源于你与冲浪者的比较。你可能会想："他虽然身体有残疾却仍努力实现自己的目标，而我却轻言放弃。"

如果你没有感到羞愧，反而被感动和激励，这才是正确的反应。自我鼓励需要勇气和决心的支持，你需要被克服障碍者的精神感染，学习他们的勇往直前和锐意进取。而本章旨在让你受到自己的勇气和决心的鼓舞。

如果冲浪者的耐心和坚持不懈启发了你，如果他的信念打动了你，那么这就是一种积极的反应。大多数目标的实现都需要耐心和坚持不懈，而这个故事正体现了这一点。

当然，我们不了解冲浪者的个人故事。不知道他是否生来就残疾，是否几经努力才学会冲浪，是否是一个遭遇过悲惨事故的冲浪者；不知道他是否有一个幸福的家庭，在情感上给予他支持，给予他力量和决心克服残疾障碍，实现梦想；也不知道他是否像你一样，成功地走出了儿童虐待或漠视。我们所知道的只有他对冲浪的渴望让他克服了自身的残疾。

毫无疑问，你在儿时遭受的虐待以及由虐待引发的羞耻感让你失去了某种能力，就像那位冲浪者一样。我这么说无意夸张，也不是要弱化冲浪者每天面对的困境。事实上，你内心的羞耻感遮住了你的双眼，让你对美好的事物视而不见，让你歪曲地理解这个世界。你内心的羞耻感让你对那些关切的温言善语充耳不闻。羞耻感还让你心灵受创，无法发挥自己的身心潜能，以致与那些肢体残缺者别无两样。

抛开心灵的枷锁

你仍有希望弱化甚至消除那些长期折磨自己的情感缺陷。随着羞耻感的消散，你的生活就能恢复到本无束缚的原貌。你回不到过去，也无法抹掉自己的童年经历，虐待经历留下的伤疤经久可见。但只要告别了羞耻感，你就能耳聪目明、活动自如了。现在，除了过往的习惯和对重新获得自由的忧虑，还有什么能阻碍你呢？

我讲述这个冲浪者的故事，无意让你感觉愧疚（自身缺陷阻碍了你前进的目标）或自我感觉糟糕（四肢健全却不知感恩）。我想表达的是，尽管你的身心存在各种各样的障碍，即便一路困苦艰难，这些都挡不住你前行的步伐，你已经胜利地走到了今天。

想一想你一路听到的，以及由内心羞耻而无端给自己施加的所有消极信息。再想一想你取得的成就（尽管你的内心充满了羞耻感，你的脑海中回响着各种评头论足的声音，你的成长经历让你自认永远达不到目标）。

现在，将所有的羞耻感和消极信息想象成是他人强加给你的负担。我希望你能正视和感受这个负担。背负着如此沉重的负担生活是多么困难？

想一想它如何让你力不从心、寸步难行，如何让你无计可施、束手无策。现在想一下，你背负的这个负担是否让他人对你另眼相看、冷嘲热讽，是否让你离群索居、不愿面对他人的目光？这是你的羞耻感在作祟，它拖垮了你的身心，让你的生活举步维艰，让你与众不同、为人不耻、左右为难。

想象一下，如果卸去背上的重担，又该是何等的轻松、自在？留意自己是否感到轻松、自在，是否可以轻易融入周围人的圈子——不再担心他人的目光与评判。我希望此时此刻，书中的练习能让你不再背负过多的羞耻感，不再认为自己异于常人或污秽不堪。你无需孤单地蜷缩在阴影中。你应该昂首挺胸地行走在阳光下。

不幸的是，长时间的背负让你忘记重担已除，仍像过去一样待人处事。你需要不时提醒自己，重担已经不复存在，鼓励自己打破之前的陈规陋习，不再踽踽独行，不再妄断人意，不再自暴自弃。这便是自我鼓励的目的。

练习自我鼓励

自我鼓励意味着武装自己，而非自我摧毁，就像父母那样爱护自己，发现并培养自己的潜能，为自己的成就感到骄傲。自我鼓励是相信自己，相信自己有能力克服自身的缺陷。自我鼓励是关注自己的优势、长处与能力，而不是放大自身的弱点和局限。在练习自我鼓励时，你要确保自己身边都是鼓励和支持你的人（你的成功不会威胁到他们），而不是找茬和挑错的人。自我鼓励关注的是你做了什么，而不是没做什么。

在练习自我鼓励时，你要做到：

○ 根据自身能力，修改所设目标；

○ 承认自己的能力有限；

○ 有进步就给自己奖励；

○ 诚实评估自己的强项和弱点；

　○ 清楚自己的目标；

　○ 自我修正而非自我评判；

　○ 做好失败的准备；

　○ 做好面对内心评判者的准备。

根据自身能力，修改所设目标

前文说过，儿童虐待的幸存者倾向于给自己设定不合理的期望，尤其是在人生理想方面。我的来访者们总是说他们没能实现自己的人生理想，对自己感到失望透顶。

其中一个来访者朗达曾向我倾诉说："我经历了三次失败的婚姻，显然我在人际交往上一塌糊涂。现在，我已经老了，无儿无女。我觉得自己很失败。我的梦想是给我的孩子我曾梦寐以求的所有东西。但现在，我只是一个没有家人的糟老太婆。"

我为朗达感到难过，我想让她知道她并非孤身一人，很多遭受过儿童虐待或漠视的人的处境都是如此。儿童虐待和羞耻感会让我们无法与他人保持紧密的关系。其中的原因众多，比如，我们难以相信他人（或者相反，过于轻信他人），我们不能正确地选择一个能爱护我们的伴侣，反而容易被类似于施虐者的人吸引，我们对爱等美好的事物无所适从。

当我如此告诉朗达时，她感到非常诧异。她从未想过虐待经历会有如此大的影响，让她无法组建自己梦想中的家庭。在这一点上，她和很多受害者一样，没有把自己的虐待经历与自己无法实现目标联系在一起。

我的来访者吉尔也因没能实现自己的目标而苛责自己。"我原本打算读完大学后当一名老师。我想像我的老师一样帮助其他孩子。我的老师——金尼女士——十分关心我。她是第一个发现我有才能的人。她让我重燃希望，相信自己可以有不同于我父母的人生。但是我让自己失望、也让老师失望了。因为不努力学习，我在考上大专后的第一年就退学了。"

吉尔低估了身体和情感虐待给自己造成的影响。她说："我想好好学习，但无法集中注意力。我总是胡思乱想。考试时，我感到非常焦虑，不能进行正常的思考。"

与其他儿童虐待的幸存者一样，吉尔饱受 PTSD 症状的折磨，难以集中注意力。同时，因为儿时被母亲不断地纠正，她也遭受表现焦虑（performance anxiety）的折磨。在母亲眼里，她一直犯错误。除此之外，记忆中父亲的愤怒和身体虐待也让她难以专注于学业。

如果因为没有实现目标而感到失望、沮丧或羞愧，你就需要花时间思考一下，虐待经历是否影响自己完成任务、学习新的事物和技能、信任他人、接纳美好的事物以及选择心理健康的伴侣。

练习：对自己的期望

1. 列出你曾设定的期望或目标。

2. 列出你能想到的自己曾遭受过的虐待对你未实现目标造成的影响。

3. 利用以上列出的影响更多地悲悯自己，原谅自己没能实现过往的目标。

4. 根据你目前的能力和状况，修改自己的期望和目标。

该练习可以让你不再为自己没能实现目标感到沮丧，让你理解自己为何没能实现目标，让你根据目前的能力和状况，修改自己的目标。诚实地看待自己的能力，你就能鼓励自己不断去尝试。在不断的努力中，你会慢慢得到提升，向那些跳一跳就能摸得到的目标逐步迈进，因此也就能越发靠近成功。

我曾为自己没能学习冲浪感到失望，但我从那位冲浪者身上看到的，不是"有志者事竟成"的信念，而是意识到冲浪从来都不是我的首要目标。

如今，我仍渴望看到冲浪者乘风破浪，希望自己也能一显身手，但我清楚地知道我的志向远不止于此。也正因为如此，我有了其他的成就。年轻时，大学毕业是我的首要目标。那时，我白天上班，晚上上课，大学毕业看起来遥遥无期。但我没有放弃，最终顺利毕业，不仅取得了本科学位（最初的目标），之后又取得硕士学位并考取了心理咨询师的专业许可证。现在想来，如果那时我抱着与大学毕业一样的决心，也一定能学会冲浪。但我每晚逼自己赶公交车、去学校，最终顺利大学毕业，不也像冲浪者逼着自己乘风踏浪一样吗？

承认自己的能力有限

我对我的来访者说，没能实现梦想确实可惜，但并不能表明他们就是失败者。事实上，我认为他们都是成功者：他们走出童年阴影，克服虐待、漠视和遗弃给自己造成的影响，努力成为体面的人。

对你来说，了解儿时遭受过受虐的人通常会有哪五种结局很重要。

1. 酗酒、吸毒或其他成瘾行为。
2. 严重的心理疾病，需要精神护理，甚至入精神病院接受治疗。
3. 违法乱纪，甚至锒铛入狱。
4. 成为施虐者。
5. 继续成为受害者。

不要为自己没能实现目标而灰心丧气，基于过去的种种遭遇，你完全可以设想自己可能会深陷更加糟糕、恐怖的泥沼之中，万劫不复。想一想在某些情况下，自己是否差点就被送入监狱或精神病院；或许你的确经历过这些，但生活已经重新开始。如果真是这样，那就回想自己付出了多少努力才成功戒酒、戒毒和不再施虐；付出了多少努力，才成功摆脱破坏性行为，不再自我摧残、骄奢淫逸；又付出了多少努力，才成功抑制无尽的购物欲望以及偷窃和赌博的冲动。

有进步就给自己奖励

正是因为勇气、力量、决心、智慧、耐心和忍耐，你才能走出虐待的阴影。想一想儿时的遭遇和童年受虐对成年后的生活造成的影响，想一想你克服的障碍和困难。这一切都是那些没有力量、勇气和决心的人永远无法企及的。多想一想自己是如何因为某个决定而免受牢狱之灾和心理问题困扰的。

当我想起自己如何战胜命运、重塑人生时，内心的自豪感便油然而生。我的人生充满了岔路口，多次濒临深渊，但我都成功让自己走回光明正途。有时是通过摆脱他人的影响，有时则是在危险的边缘挽救了自己，就像我40岁的时候，因喝酒而两眼发黑，我意识到自己饮酒过度。这才恍然发现自己常年酒后驾车，多次把人撞得非死即伤。如今，我已经滴酒不沾，否则我也早已承袭家族传统，沦为酒鬼。

以下练习可帮助你思考并记下自己克服的障碍和困难，以及让自己改头换面的勇气、力量、决心、智慧、耐心和毅力。

练习：我为自己_____而感到自豪

1.列出让自己走上健康道路的正确决定。

2.写下自己引以为豪的事情（记住，自豪即为羞耻的反面）。

在前文，我谈到了自己的正确决定。现在，我想说一下我做过的让自己自豪的事。

○我为自己没有被关进监狱感到自豪。

○我为自己不再喝酒、没有喝醉伤人、没有沦为酒鬼感到自豪。

○ 我为自己没有成为一位母亲感到自豪，因为我知道自己会漠视孩子，会在情感上虐待孩子。

○ 我为自己承认对恋人有情感虐待倾向并努力终止这种虐待关系感到自豪。

○ 我为自己没有通过虐待其他孩子重复虐待循环感到自豪。

○ 我为自己积极自愈且努力成为更好的人感到自豪。同样，我也为自己从不放弃感到自豪。

诚实评估自己的品质

清楚了解自己想接纳和改变的品质十分重要。例如，你想改变自己，不再虐待孩子或伴侣，但你也想接纳自己的腼腆。以下练习可让你清楚了解自己的品质。

练习：你的个人品质

1. 列出你的所有积极品质、能力和才华（比如幽默、聪明、慷慨、勇敢、有慈悲心等）。着重列出那些能帮助你走出虐待的优点、品质以及技能。

2. 列出你的所有消极品质、缺点和不良习惯。

3. 朗读并铭记你所列出的积极品质。承认自己的成就，并为自己拥有这些积极品质感到自豪。

4. 朗读你列出的消极品质。保持中立的态度，不要评判，坦率承认自己消极的一面。例如，对自己说："我确实缺乏耐心、为人苛刻、不善于运动。"

5. 决定哪些品质是你想改善的，哪些是你想接纳的。例如，"我希望自己有耐心、不再苛刻，并且我正在努力改善这些方面。至于不善于运动，还是坦然接受吧，毕竟我也成不了运动健将。"

6. 选择一两个你最想改变的品质。确保这些品质是你能改变的，比如
   照顾自己的身体或不再评判他人。

清楚自己的目标

你对过往的目标和期望已经有了比较清晰的认知，现在你要考虑一下
自己未来的期望和目标。明确自己的目标，越具体越好。之前的练习已经
帮助你清晰地认识到自己想要改变的性格和行为，现在，你需要确保这些
目标是出自你的真心，而非能力所限或他人所迫。例如，如果你把减肥作
为目标，你需要确保这一目标不是出自伴侣的压力。以下练习可以帮助你
优化设定的目标。

练习：明确你的目标

1. 简洁、清楚地表述自己的目标，或大声说出，或写在纸上。

2. 写下自己想实现该目标的理由。

3. 列出至少三条理由说明该目标对你的生活具有积极的意义。请注意，
   有些理由——比如向他人证明自己、想获得掌控感、想得到成功或
   嘉奖等——是在抵御内心的羞耻感，所以并不是积极的理由。确保
   自己的目标带有自我悲悯的性质——实现这个目标是为了治愈自己
   的痛苦，让生活更美好。

在思考并写下目标时，你可能发现自己内心有抵触或恐惧。你可能会
听见恼人的内在评判者对你说："你无法实现目标。"或"该目标不合理。"
以下是一些来访者的原话：

o "我担心减肥后，其他男人会欺负我。"（性虐待幸存者）

o "我担心如果我离开丈夫，就再也找不到其他男人爱我，我会感到

孤独。"（儿童情感虐待的幸存者，同时是家庭暴力的受害者）

○ "我担心如果我不再喝酒，我就会离开我的丈夫。"（情感虐待的幸存者，同时也是酗酒者）

○ "我担心如果我对他人敞开心扉，我会再次受到伤害。"（儿童漠视的幸存者）

如果心中充满恐惧，请允许自己承认和感受恐惧，而不是选择视而不见。在前文中，我说过要"倚靠"感受。对很多人来说，承认恐惧便能驱散恐惧。倚靠恐惧并非在恐惧中迷失自己，而是让你懂得人情世故，学会解放自己。你甚至可以与恐惧进行交谈，找出它真正想向你传达什么样的信息。以下练习可以帮助你做到这一点。

练习：恐惧的核心内容

1. 允许自己感受内心的恐惧。一般，当恐惧袭来时，喉咙或腹部会感到紧张；有时，这种压迫和紧张也可能出现在下巴、脖子、肩膀、胸部、双手或身体的其他部位。

2. 询问内心的恐惧："你想说什么？"或"你想要什么？"

3. 闭上眼睛，做几次深呼吸，注意倾听，看看自己能否听到内心恐惧的声音，能否发现它真正的诉求。

我的来访者在做以上练习时听到的内容千奇百怪，有的说"我想请你接纳我"，有的则提供了一些信息帮助他们更好地理解自己内心的恐惧。还有一点很重要，那就是你需要弄清恐惧是源于现实还是羞耻感。例如，对那个担心减肥后会被男人欺负的来访者而言，这种恐惧源于现实：减肥成功后，确实可能有更多的男人调戏她。她曾是性虐待的幸存者，所以这种恐惧不难理解。当知道这种担心确实有现实依据时，她就会学习如何处理这种情况和保护自己。

而另一个来访者，她担心再也找不到爱自己的男人，这种顾虑就是脱离现实的。事实上，她很有可能找到一个发自内心疼爱自己的男人，而且她也不会孤独一生。她的恐惧源于羞耻感，因为她的丈夫不断地说她相貌丑陋，又蠢又笨，而她也信以为真。我鼓励她做自我悲悯练习，摆脱由虐待（包括丈夫和父母对她的虐待）引发的羞耻感。

坚持不懈地练习自我悲悯会让你与恐惧和平相处。研究表明，能悲悯自己的人比较不惧怕失败。随着羞耻感慢慢淡去，你会越发觉得自己值得拥有美好的事物，这其中也包括实现自己的目标。试着对自己说（大声说出来更好）："我应该去实现我的目标"，或者具体描述出自己的目标，比如"我应该减肥""我应该拥有一段美好的关系，我会受到尊重和感受到爱意。"如果你发现自己无法说出口或不相信自己说的话，那么这可能是你的羞耻感在作祟。

如果你想摆脱成瘾行为，却尚未加入任何互助小组或项目，那么我建议你尝试加入他们。和有相同遭遇的人在一起对你大有裨益，可以帮助你应对羞耻感，以及随之而来的孤立感。

同时，只有与相似经历的人（例如，同为受过性虐待的幸存者或物质成瘾者）共处，我们才能完成深度治疗。在小组中分享自己内心深处的想法和羞耻感，而不用担心听众的评判，这有利于你的自我疗伤，进而实现自己的目标。

自我修正而非自我评判

自我鼓励最重要的一步，就是区分自我评判和自我修正。注意到二者之间的区别能让你不再苛责自己。

保罗·吉尔伯特在其著作《慈悲心》中清楚地给出了这二者之间的区分。首先，自我评判聚焦的是羞耻感，而自我修正聚焦的是慈悲心。所以我们在评判自己和修正自己时，会有迥然不同的感受。当评判自己时，你会感到失望、愤怒和沮丧，甚至被贬低。

当自我评判时，你会为过去感到遗憾，用曾经的错失与错误惩罚自己。这无助于你改变未来，事实上只会削弱你的自信心。而心怀悲悯、修正自我才是有远见的明智之举，因为你会将关注点放在吸取过往的教训和提高自我上。

自我评判会蒙蔽你的双眼，让你无视自己内心的情感和渴望，让你深信只有被别人赶鸭子上架你才有可能实现目标。自我修正则关注的是成长的过程，而非完美的结果，并且你给自己的成长和改变提的任何一条建议也都出于鼓励、支持和善意。

区分自我修正和自我评判的另一个方法就是，想象有两名教练要传授你一项新技能。第一个教练为人严厉，不能容忍一丝错误，你稍微一走神或松懈便会招来雷霆之怒。另一个教练则温和慈善，深知学习新技能并非易事，不仅待你友善且支持你。他关注你的进步，即便你犯错或学得不好，他也赞赏你的刻苦努力，帮助你一起找出问题所在。他会给你清晰准确的指示，帮助你提高表现。当你犯错或跟不上时，他也不会生气，而是告诉你犯错也是学习的一部分。

你会选择哪一个教练？你觉得哪一个教练能帮助你学会新技能？你的直觉会让你选择那位温和慈善的教练。但你可能仍倾向于自我评判，而恼人的内在评判者也会让你这么做。你会认为，放弃自我评判会让你松懈，从而一事无成。你仍坚信儿时他人的告诫，比如批评使人谦逊、戒骄戒躁。你无法完全放弃这些想法也情有可原。但无论如何，我希望你能转向富有慈悲心的自我修正。即便无法完全放下自我评判，也要尽最大努力一步步平衡自己的内心。

做好面对内心评判者的准备

不幸的是，有时越是接近目标和转换心态，内在评判者的声音就会越大。当我们试图改变生活或打破之前的陈规陋习，抑或正经历改变时，内在评判者便会不请自来，他张牙舞爪，一心要破坏我们身边美好的事物。

内心评判者总会在你身处幸福或改变时突然闯入。例如，当你感到善意和接纳时，内心评判者会让你行为不当，使亲近之人对你心怀不满，甚至怒不可遏。假设你新交了一个男朋友，当你与他浓情蜜意时，内心评判者会插足你们的关系，让你与男朋友争吵不休，或者通过让你和他人调情来激怒男朋友。又比如，一个好不容易融入他人圈子的人，某天突然行为失常，惹得周围的人咋舌并拂袖而去。再或者一个改掉贪吃习惯并成功减肥的人，某天突然重新开始暴饮暴食。这都是内在评判者在捣鬼。

认识自己内心的评判者：

○ 留意在自己开心快乐、被认可、被宠爱或取得成功时，会发生什么事情。

○ 特别留意自己是否在经历积极事件或体验之后容易暴饮暴食、饮酒无度、肆意纵欲等，尤其是在你与自己的身心、感官和性体验之间建立正性连接的时候。

○ 留意自己是否在感到被接纳和宠爱后，会与对方发生争吵或把对方推开。

用一种悲悯的方式与内在评判者对话

当在经历积极改变的过程中出现了强烈的消极反应时你应该怎么做？我在前文中说过，你无需反抗内在评判者，而是通过逐渐培养起来的自我悲悯告诉内在评判者，你不会再遵从他的指令，从现在起将由你的慈悲心占据主导。提醒自己，评判源自过往的恐惧和悲伤。现在，你比内在评判者更强大、更成熟，也更聪明，能用满腔的慈悲以德报怨，而不用再奴颜婢膝。

练习：悲悯内在评判者

1. 舒适地坐下，做几次深呼吸。就像之前培养鼓励性的内在声音一样，关注内在自我和感觉的中心。
2. 如果你一直在用鼓励的方式与自己对话，就像练习自我关爱那样，那么你现在已经拥有了一颗悲悯自我的心。现在，请悲悯自己，感受慈悲心的力量、成熟和智慧。
3. 确定在生活中你的自我悲悯已经占上风。
4. 与内在评判者建立联系，提醒自己评判源于恐惧和悲伤。
5. 让悲悯之心与内在评判者交谈，语气坚定而友善，让内在评判者知道，你的心灵已经由充满悲悯的内在自我主导。

以下是一些来访者和内在评判者的对话：

"你的本意虽然是好的，但我已经不再需要你。我已经足够强大，能照顾自己。"

"我很抱歉，你因为惶恐、愤怒、无助而抨击我。但事情不该如此，现在由我来掌控这一切。"

该策略效果显著，尤其在你把内在评判者视作父母的情况下——他们想保护你远离伤害，却好心办了坏事。无论他们传递给你多少消极的信息，父母的本意都是想保护你（不让你失望、被排斥或失败）。其实，内在评判者的产生源自与父母共处的渴望。但现在，你不再需要内在评判者，不再需要内向投射的父母。你的内心不再充斥着消极的信息和警告，而是满怀悲悯，她会用心地呵护你、保护你。

有些来访者告诉我，他们总是危险驾驶、撞击家具或突然挥霍无度。而在意识到这些源于自己内心的破坏力量之后，他们中的不少人会更加坚定地去实现自己的目标，战胜这些蚕食心灵的破坏份子。他们不断地与这些捣蛋鬼大声对话，破坏份子的力量也逐渐被瓦解。虽然这股恶势力仍会不时抬头，但他们已经做好了充分的准备，知道该如何应对。

在本章中，我借用冲浪者的故事，就是希望你能意识到，虽然饱受羞耻感的折磨，却未必不能有所成就和以自己为荣。我给你提供了很多建立自我鼓励机制的建议，我也鼓励你为自己的能力、勇气和决心感到自豪，因为你克服了人生中最大的障碍之一——折磨人心的羞耻感。

毫无疑问，你仍然会遭受挫折。但此时，你需要拿出一切激励自己的武器，比如，在面对自己能力所限和各种美中不足的情况时，请善待自己，相信自己能突破极限、克服难关；同时要关注自己的能力和积极品质，而不要被弱点和缺陷蒙蔽了双眼。

记住，生而为人便不可能一帆风顺，但我们能从每次失败中吸取教训。向自己承诺，即使没有完成目标，你也不会再对自己横加指责，而是报以最真诚的善意和理解。

请为自己的不言放弃和勇往直前感到骄傲。别让羞耻感阻碍你前行的道路。

结 语

随着自我悲悯能力的提升，你也会越来越悲悯他人。随着不再苛责自己，不再设定不合理的期望，你对他人也不再如此挑剔。当不再忽视自己的痛苦遭遇，转而学会安抚自己时，你会发现，自己关心他人、分担痛苦的能力也会提高。

如果你现在还处于虐待关系中，要知道：悲悯自己的伴侣及其遭受的苦难也难能可贵，但如果你允许他继续虐待自己，则是不辨是非之举。你不是在帮他，事实上，你不仅让自己深陷羞耻感中，也让他背负的羞耻感越来越沉重。

我们总以为，比起悲悯自己，受虐者更能悲悯他人，但有时事实并非如此。例如，受虐女性往往无法悲悯自己的孩子。原因包括：女性因遭受情感或身体虐待而精神麻木，无法意识到自己的孩子也在遭受痛苦。儿时遭受过性虐待的女性往往无法意识到自己的孩子也正在遭受性虐待，因为承认会勾起她们极力否认的受虐记忆。相反，越能悲悯自己遭遇的女性，就越能发现自己孩子的情况。

如果你也是如此，那么请悲悯自己。在当时的情况下，你已经尽自己最大的努力。现在，你已经在努力感受自己和自己的情感，也请多关注自己的孩子，多悲悯他们。

另一方面，施虐者对他人，尤其是施虐对象往往毫无慈悲心。但当你无需再抵御羞耻感时，便能擦亮双眼，切实感受他人的痛苦和遭遇，包括那些由自己造成的伤害。

你还会发现，自己已经得到释放，能自如地与他人相处，能真诚地与他人沟通。同时，你也更能悲悯对方的遭遇，并减少外界对自己的冒犯。在消除大部分羞耻感后，你能更诚实地面对自己，坦诚自己曾被虐待过，并阻止自己成为施虐者。

后　记

　　我们已走完了这段奇妙的旅程。希望你能够感受到我一直与你同在，支持你、鼓励你、与你分享我的故事。我知道，有时你难以继续阅读下去，有时想放弃练习。但凭借着勇气与毅力，你艰难地走到了这一步，你值得为自己骄傲。

　　随着羞耻感的消失，你可以开启新的、没有阴影的人生。你可以昂首挺胸坦然接受尊重与赞赏，无需再与他人比较，无需再背负他人的期望。同时，我希望你能让内在评判者噤声，并培养出一种温柔而慈悲的内在声音，在你遇挫失意时鼓励你，在你有所收获时赞赏你。我还希望在自我治疗的过程中，你能不断接纳美好的事物。最重要的是，我希望你不再认为自己是肮脏、破败的，而是感到充足、完满。

　　愿自我悲悯陪伴你一生，帮助你克服羞耻感。我敢保证它能让你终生受益。

　　我把自己消除羞耻感的经历，以及众多来访者与之所做的坚强不屈的抗争视为人生的宝贵财富。能与你一起走过这段历程我深感荣幸。

　　谨以小诗一首，权当结尾。

致无辜者

你生而纯真，

却遭他人无情掠夺。

你被迫

去目睹，

去聆听，

去感受

无忧童年本不该有的肮脏。

你污了双眼，

失了纯真，

毁了人生。

你的完满支离破碎。

你倾一生之力抹去

那污秽，

那罪恶，

那虐待的烙印。

你尽余生之力追忆纯真。

愿悲悯之水

冲刷你的羞耻。

何错之有。

何罪之有。

你天真，

纯洁，

你是冰魂雪魄。

拥赤子之心。

珍而重之。

去欣赏，

去倾听，

去触碰，

去感受，

回归。

这才是真实的你。

致　谢

　　我深深地感激那些充满智慧的教师、研究者和作家。是他们让我对羞耻感、慈悲心和自我悲悯有了更深层次的理解。首先，同时也是最重要的，我想感谢格森·考夫曼以及他对羞耻感研究所作出的杰出贡献，其中尤以其力著《羞耻感：关怀的力量》（*Shame: The Power of Caring*）为甚。没有人比他更了解羞耻感这一课题，而我有幸拜读了他的著作，从中获益匪浅。其次，我要感谢那些恢复性司法运动的参与者。是你们让我懂得：要想感化施暴者，靠的不是羞辱，而是悲悯。

　　我非常感谢克里斯汀·聂夫和她在自我悲悯方面的出色研究，她的优秀著作《自我悲悯》（又译《自我同情》）不仅帮助我完成了本书的写作，而且还给了我的很多来访者莫大的帮助。我尤其要感谢保罗·吉尔伯特，他是《慈悲心》一书的作者，也是研究把自我悲悯作为治疗手段的领军人物之一。我非常感谢他对慈悲心这一课题的广泛研究，尤其是有关慈悲心与羞耻感关系的研究。

　　我还想感谢克里斯托弗·肯·吉莫的优秀著作《不与自己对抗，你就会更强大》和塔拉·布莱克的极具革命性的著作《彻底接纳》。这两本书对我和我的来访者来说，都是非常优秀的资源。最后，我还想感谢甘地、曼德拉、马丁·路德·金和杰里·布朗（Jerry Brown）等诸位伟人。是他们的以身相传，使得慈悲心成为治世之方。

此外，特别感谢 New Harbinger 出版社的各位同仁和我的编辑克兰西·德雷克（Clancy Drake）。克兰西杰出的编辑工作，使得本书最终以最完美的形式呈现在读者面前。

　这不是你的错

版权声明